U0251451

品读生活 ┃ 优享人生

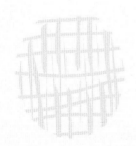

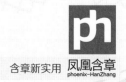

含章新实用　凤凰含章
phoenix-HanZhang

零基础
学会快速取穴

陈飞松 温玉波 主编

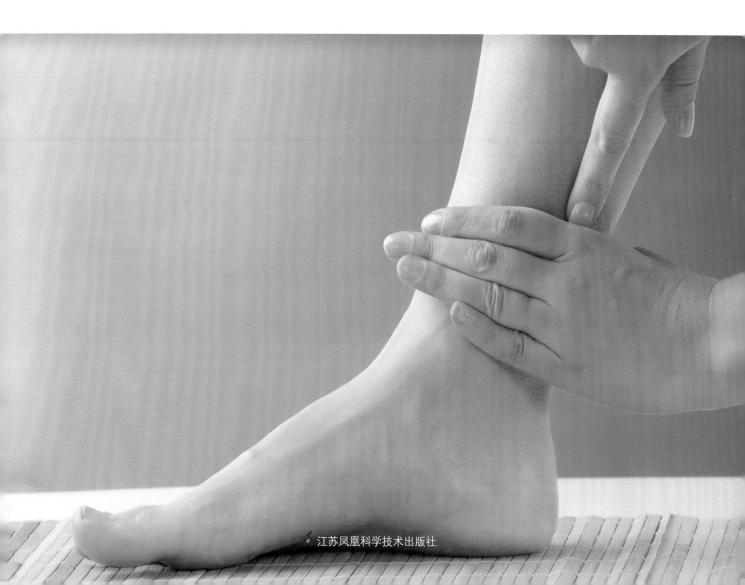

江苏凤凰科学技术出版社

序

小穴位，大健康，快速取用，守护健康

穴位是我们身上的"大药田"。我们身上的穴位效用多多，可养生、可保健，还能治病。穴位是气血运行的关键点，通过刺激经络、穴位，可以激发精气，达到调和气血、促进代谢、通利经络、增进健康的目的。按摩穴位是我们在日常生活中驱赶身体疲劳、改善亚健康状态的最安全、最有效的"特效药"，是调理百余种常见病的最佳辅助疗法。

经络与穴位的知识是中医疗法的基础部分。快速精准取穴是开展穴位治疗与保健的第一步，穴位疗法灵不灵，全靠会不会用。如何找穴？如何用对？《零基础学会快速取穴》介绍了大量快速准确取穴的技巧，并配有非常详细、清晰的真人取穴图片，可以让您在三秒内轻松准确地找到穴位。全书共收录人体十二经络的数百个特效穴位，对每个穴位的精确定位、快速取法、功效、主治、按摩方法等要领都进行了详细的介绍，便于读者快速查找、使用。此外，书中介绍的每个穴位还配有准确的骨骼定位图，方便您一一对照，达到取穴不出错、一用就上手的目的。

《零基础学会快速取穴》简单、实用、安全、有效，百试百灵，所提供的取穴方法经过多重验证，确保对您的健康没有损害。无论您是有专业基础的医学工作者，还是中医爱好者，相信本书对每个穴位的精细讲解，都会使您受益匪浅。当您有个小病小痛的时候，只要拿起本书随手查一查，选对穴位，用对方法，就能缓解症状，轻松祛百病，养生不求人。

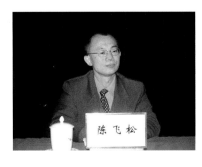

陈飞松 教授

中国中医科学院研究员

北京中医医院主任医师

北京亚健康防治协会会长

中华亚健康学会执行会长

中华中医药学会内科分会委员

世界针灸学会联合会考试委员会副秘书长、教授

腧穴定位法

手指同身寸法

手指同身寸定位法，又叫"指寸法"，就是用被取穴者的手指为标准单位进行穴位的测量定位。常用的手指同身寸有以下3种：

1.中指同身寸

将被取穴者中指弯曲时，中节桡侧两端纹头之间的距离当作1寸。

2.拇指同身寸

将被取穴者拇指关节的宽度（拇指横纹处）当作1寸。

3.横指同身寸

将被取穴者的食指、中指、无名指、小指并拢时，以中指中节横纹为准，其四指的宽度当作3寸。此法又叫"一夫法"。

有时为了更便捷取穴，也以食指、中指、无名指并拢，按中指关节横纹为准，定三指宽度为2寸（即"3横指"）；或以食指、中指并拢，定为1.5寸（即"2横指"）。

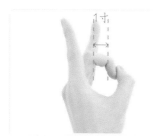

中指同身寸

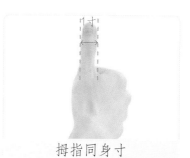

拇指同身寸

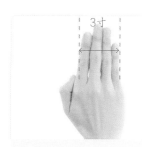

横指同身寸

需要注意的是，虽然手指同身寸法取穴简单，但并不十分准确，因此只适合用于按摩、刮痧、拔罐等对穴位要求并不准确的操作中。此法最好不要用于针灸理疗。

骨度分寸法

骨度分寸法，也叫"骨度法"，是以骨节为主要标志，测量人身体各部位的长短、大小，按比例折算尺寸，以确定穴位。

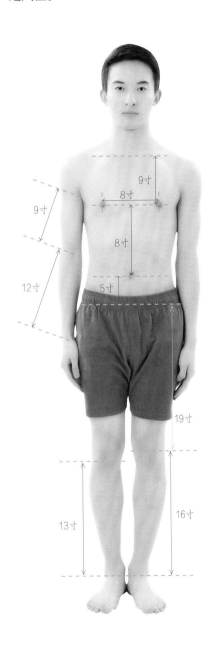

骨度分寸表

部位	起止	折算分寸	补充说明
头面部	前发际正中至后发际正中	12寸	若前发际不明，从眉心至大椎作18寸，眉心至前发际作3寸，大椎至后发际作3寸
	前额两发角之间	9寸	用于测量头部的横寸
	耳后两完骨（乳突）之间	9寸	
胸腹部	天突至歧骨（胸剑联合）	9寸	胸腹部取穴一般根据肋骨计算，每一肋骨折作1寸6分，其中天突至璇玑按1寸算，璇玑至中庭间各穴作1.6寸算
	歧骨至脐中	8寸	
	脐中至耻骨联合上缘	5寸	
	两乳头之间	8寸	胸腹部取穴横寸可根据两乳头之间的距离折算，女性可用锁骨中线代替
背腰部	大椎以下至尾骶	21椎	背腰部俞穴以脊椎棘突标志为定位依据
	两肩胛脊柱之间	6寸	
上肢部	腋前、后纹头至肘横纹	9寸	用于手三阴经、手三阳经的骨度分寸
	肘横纹至腕横纹	12寸	
下肢部	耻骨联合上缘至股骨内上髁上缘	18寸	用于足三阴经的骨度分寸
	胫骨内侧髁下缘至内踝高点	13寸	
	股骨大转子至膝中	19寸	用于足三阳经的骨度分寸
	臀横纹至膝中	14寸	
	膝中至外踝高点	16寸	
	外踝高点至足底	3寸	

目录

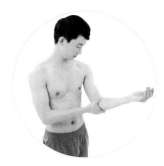

尺泽

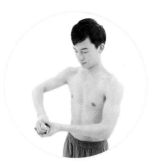

二间

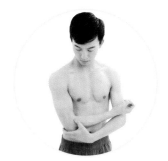

曲池

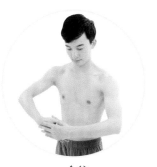

合谷

手太阴肺经

太阴中府三肋间，上行云门寸六许，

云在璇玑旁六寸，大肠巨骨下二骨，

天府腋下动脉求，侠白肘上五寸主，

尺泽肘中约纹是，孔最腕上七寸拟，

列缺腕上一寸半，经渠寸口陷中取，

太渊掌后横纹头，鱼际节后散脉里，

少商大指端内侧，鼻衄刺之立时止。

中府　云门　天府

中府为肺之募穴，肺脏气血直接输注之处，能反映出肺的各种情况。云门是手太阴肺经所发，位于胸膺部，是肺气出入的门户。天府是肺部的气血借助鼻外通天气之处，巧按天府能调治过敏性鼻炎。

中府　云门

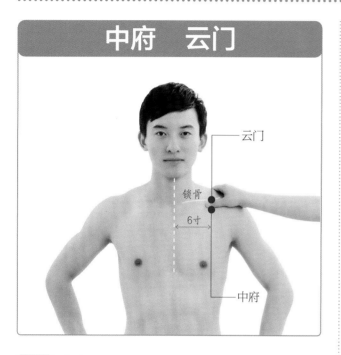

 取穴位置

中府

在胸前壁的外上方，云门下1寸，平第1肋间隙，距前正中线6寸。

云门

在胸前壁的外上方，肩胛骨喙突上方，锁骨下窝凹陷处，距前正中线6寸。

 主治

中府

①咳嗽、气喘。②胸烦满、胸痛。③肩背痛。

云门

①咳嗽、气喘。②胸痛、肩背痛。

天府

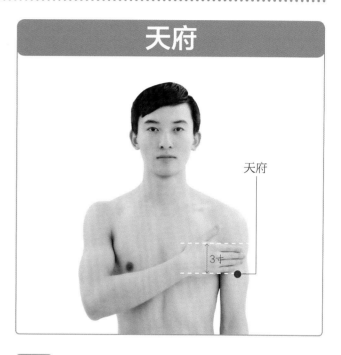

 取穴位置

在手臂内侧面，肱二头肌桡侧缘，腋前纹头下3寸处。

主治

①肩膀和上臂内侧疼痛。②咳嗽、气喘、鼻出血。

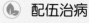 **配伍治病**

◇ **臂痛：**配曲池。

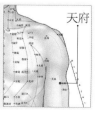

侠白 尺泽

此二穴是根据取穴位置不同得名的。侠与"夹"通，白指肺。取穴时，两手下垂，夹于胸肺之旁，侠白因此得名。尺泽则位于肘部，前臂总称"尺"，泽代指低凹处。

侠白

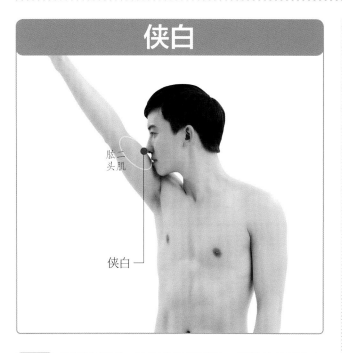

肱二头肌

侠白

取穴位置 在臂内侧面，肱二头肌桡侧缘，腋前纹头下4寸处，或肘横纹上5寸处。

主治 ①心痛。②上臂内侧疼痛。③咳嗽、气喘。④干呕、烦满。

 配伍治病

 肩臂痛：配曲池、肩髎。

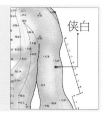
侠白

尺泽

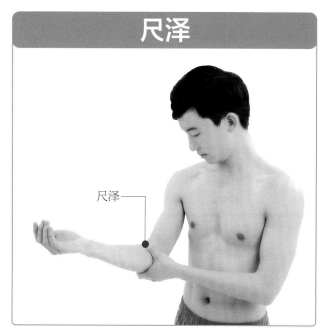

尺泽

取穴位置 在肘横纹中，肱二头肌腱桡侧凹陷处。

主治 ①急性腹痛、吐泻。②肘臂挛痛。③小儿惊风、咽喉肿痛、咳嗽、气喘、咳血、潮热、胸部胀满。

 配伍治病

咳嗽气喘：配太渊、经渠。

咳血、潮热：配孔最。

肘臂挛痛：配曲池。

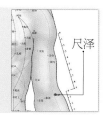
尺泽

11

孔最　列缺

孔最是肺经之郄穴，为肺经气血深聚之所在，是理血通窍最常用的穴位。列缺则是肺经之络穴，肺经自此分支别走大肠经。此穴位于桡骨茎突上方，肱桡肌腱与拇长展肌腱之间。

孔最	列缺

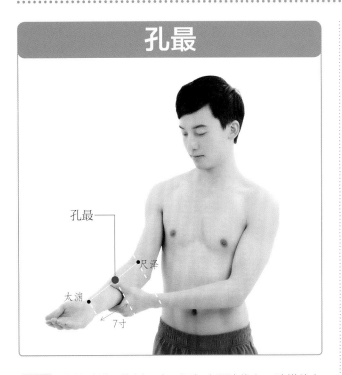

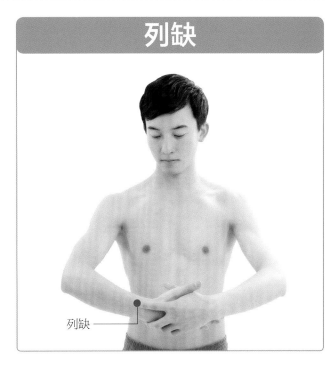

取穴位置 在前臂掌面桡侧，当尺泽与太渊连线上，腕横纹上7寸处。

取穴位置 在前臂桡侧缘，桡骨茎突上方，腕横纹上1.5寸，当肱桡肌与拇长展肌腱之间。

主治 ①咳血、鼻衄、咳嗽、咽喉肿痛、热病无汗。②痔血。③肘臂挛痛。

主治 ①偏头痛、项强。②咳嗽气喘、咽喉肿痛。③口眼歪斜、牙痛。

🌿 配伍治病

◊ 咳嗽气喘：配肺俞、尺泽。

◊ 咳血：配鱼际。

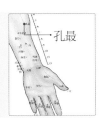

🌿 配伍治病

◊ 伤风、头痛、项强：配合谷。

◊ 咳嗽气喘：配肺俞。

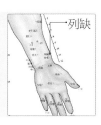

经渠　太渊

经渠为肺经之经穴，穴当动脉所在，气血旺盛。从位置上看，此穴位于桡骨茎突内侧与桡动脉之间的凹陷处，形如沟渠。太渊则是肺经的原穴、输穴，位于寸口，为诸脉会聚之处。

经渠

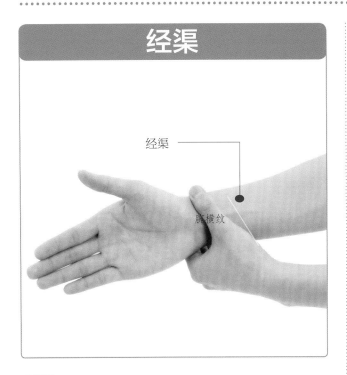

取穴位置 在前臂掌面桡侧，桡骨茎突与桡动脉之间凹陷处，腕横纹上1寸。

主治 ①咳嗽气喘、胸痛、喉痹。②手腕痛。

🍃 **配伍治病**

◊ **咳嗽：** 配肺俞、尺泽。

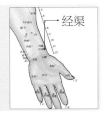

太渊

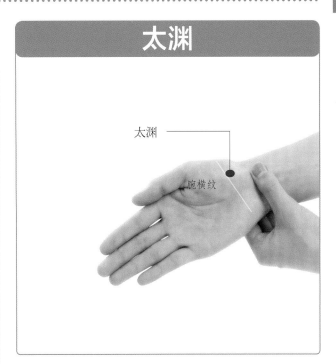

取穴位置 在腕掌侧横纹桡侧，桡动脉搏动处。

主治 ①咳嗽气喘、咳血、咽喉肿痛、胸痛。②无脉证。③腕臂痛。

🍃 **配伍治病**

◊ **咳嗽咳血：** 配尺泽、鱼际、肺俞。

◊ **无脉证：** 配人迎。

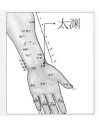

鱼际　少商

鱼际位于手拇指本节后赤白肉际处，其处肌肉丰隆，形如鱼腹，故名。此穴是肺经之荥穴，按摩此穴能缓解肢体疲劳。少商穴则是肺经之井穴，其处脉气外发似浅小水流，漏滴而下。

鱼际	少商

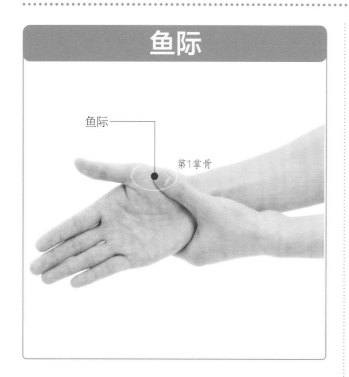

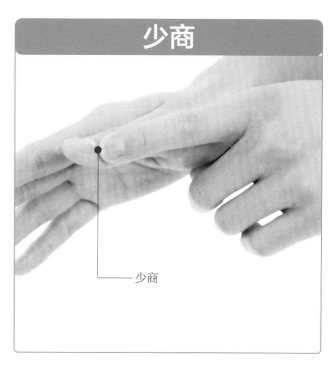

取穴位置 在手拇指本节（第1掌指关节）后凹陷处，约当第1掌骨中点桡侧，赤白肉际处。

取穴位置 在手拇指末节桡侧，距指甲角0.1寸。

主治 ①喉痹、咽干、失音、发热。②咳嗽气喘、咳血。③肘挛。

主治 ①咽喉肿痛、失音、发热、咳嗽、鼻衄。②昏迷、癫狂。③指腕挛急。

🌿 **配伍治病**

◊ **咳嗽、咳血：** 配孔最、尺泽。

◊ **咽喉肿痛：** 配少商。

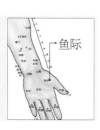

🌿 **配伍治病**

◊ **咽喉肿痛：** 配天突、合谷。

◊ **高热不退：** 配其他十一井穴放血。

◊ **昏迷、癫狂：** 配中冲。

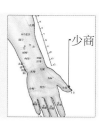

CHAPTER 2

手阳明大肠经

商阳食指内侧边，二间寻来本节前，
三间节后陷中取，合谷虎口歧骨间，
阳溪上侧腕中是，偏历腕后三寸安，
温溜腕后去五寸，池前四寸下廉看，
池前三寸上廉中，池前二寸三里逢，
曲池屈肘纹头尽，肘髎上臑外廉近，
大筋中央寻五里，肘上三寸行向里，
臂臑肘上七寸量，肩髃肩端举臂取，
巨骨肩尖端上行，天鼎喉旁四寸真，
扶突喉头旁三寸，禾髎水沟旁五分，
迎香禾髎上一寸，大肠经穴自分明。

商阳　二间

商阳是大肠经之井穴，是大肠经气血向体表经脉运行的出口。中风时，可按摩商阳以缓解症状。二间是大肠经的第二个穴位，位于第2掌指关节前桡侧陷处，故名。

商阳

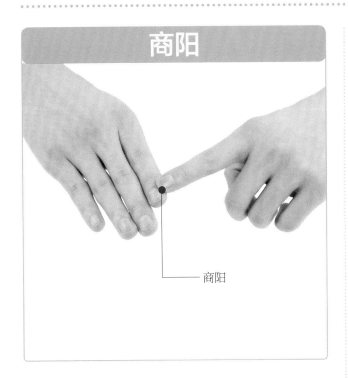

商阳

 取穴位置 在食指末节桡侧，距指甲角0.1寸。

主治 ①咽喉肿痛、颔肿。②牙痛、耳聋。③热病、昏厥。④手指麻木。

🌿 **配伍治病**

💧 **热病、昏迷：** 配少商，点刺出血。

💧 **牙痛：** 配合谷。

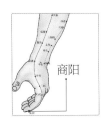

商阳

二间

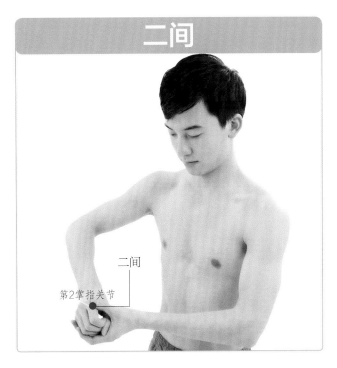

二间

第2掌指关节

 取穴位置 微握拳，在食指本节（第2掌指关节）前，桡侧凹陷处。

主治 ①咽喉肿痛、牙痛口歪、目痛。②热病。

🌿 **配伍治病**

💧 **牙痛：** 配合谷。

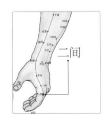

二间

三间　合谷

三间是大肠经第三个穴位，在第2掌指关节桡侧凹陷处；合谷则位于第1、第2掌骨之间，二骨相合如山谷处，故名。

三间

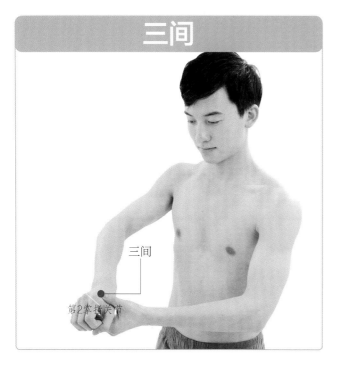

三间

第2掌指关节

取穴位置 微握拳，在食指本节（第2掌指关节）后，桡侧凹陷处。

主治 ①目痛、牙痛、咽喉肿痛。②手指及手背肿痛。③腹胀。

🌿 配伍治病

- **手背肿痛：** 配后溪。
- **咽喉肿痛：** 配间使。

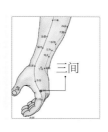

三间

合谷

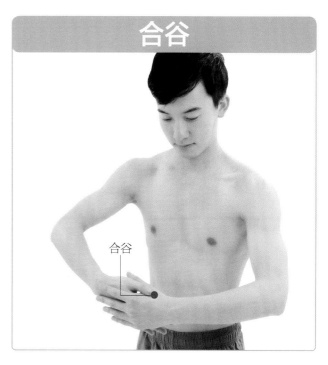

合谷

取穴位置 在手背，第1、第2掌骨间，当第2掌骨桡侧的中点处。

主治 ①头痛、目赤肿痛、咽喉肿痛、耳聋、疟腮。②热病无汗、多汗。③腹痛、便秘、闭经、滞产。④上肢不遂。

🌿 配伍治病

- **头痛：** 配太阳。
- **鼻疾：** 配迎香。
- **闭经、滞产：** 配三阴交。

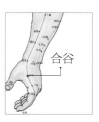

合谷

阳溪　偏历

　　阳溪是大肠经的重要分支点，为大肠经之经穴，位于腕背两筋之间的低凹处，气血可以像溪水似的流过。偏历为大肠经之络穴，大肠经由此斜行，经历手臂，别走肺经。

阳溪

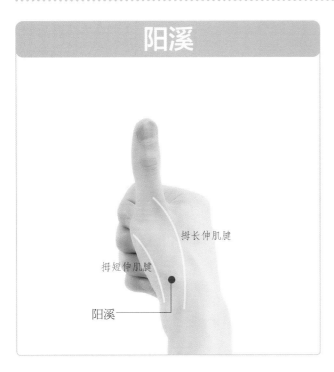

拇长伸肌腱

拇短伸肌腱

阳溪

取穴位置 在腕背横纹桡侧，手拇指向上翘起时，当拇长伸肌腱与拇短伸肌腱之间凹陷中。

主治 ①头痛、目赤、牙痛、咽喉肿痛、耳鸣。②手腕痛。

 配伍治病

　头痛：配合谷。

　手腕痛：配阳池。

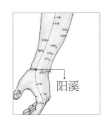

阳溪

偏历

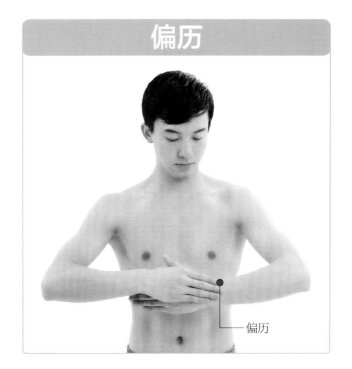

偏历

取穴位置 屈肘，在前臂背面桡侧，当阳溪与曲池的连线上，腕横纹上3寸。

主治 ①手臂疼痛、肩膊酸痛、水肿。②目赤、耳鸣、鼻出血、喉痛。

配伍治病

　手臂疼痛：配曲池。

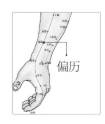

偏历

温溜　下廉　上廉

温溜为大肠经之郄穴，穴为阳气所注，阳气温热，穴名因此产生。下廉、上廉也是大肠经的重要穴位，均对肩臂病痛、腹胀有良好疗效。此二穴均位于前臂背面桡侧缘，下廉在上廉下方1寸。

温溜　下廉

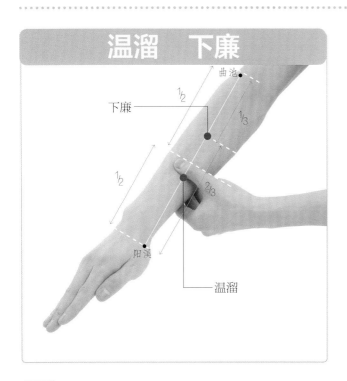

上廉

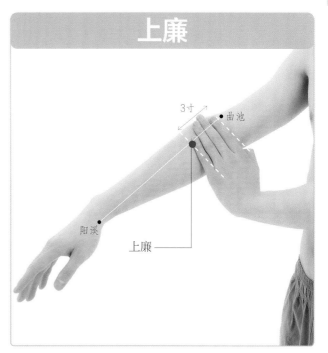

 取穴位置

温溜
屈肘，在前臂背面桡侧，当阳溪与曲池的连线上，腕横纹上5寸。

下廉
在前臂背面桡侧，当阳溪与曲池的连线上，肘横纹下4寸。

 主治

温溜
①头痛面肿、口舌肿痛、咽喉肿痛。②肠鸣腹痛。③肩背酸痛。

下廉
①头痛眩晕、目痛。②腹痛、腹胀。③肘臂痛。

取穴位置
在前臂背面桡侧，当阳溪与曲池的连线上，肘横纹下3寸。

主治
①头痛、肩臂酸痛、手臂麻木、半身不遂。②腹痛肠鸣。

🌿 配伍治病

◇ **手臂麻木**：配曲池。

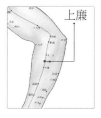

19

手三里　曲池

　　手三里、曲池均在手肘近旁。若屈肘侧置，取手阳明经经穴，前者在肘端（肱骨外上髁）下3寸处，故名手三里；而屈肘取穴时，肘横纹头处有凹陷，形似浅池，故名曲池。

手三里

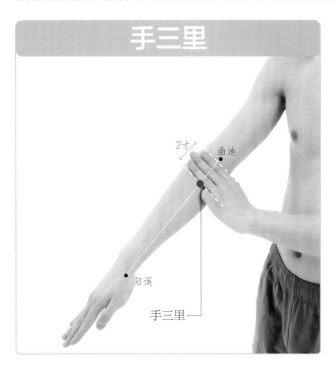

 取穴位置　在前臂背面桡侧，当阳溪与曲池的连线上，肘横纹下2寸。

 主治　①牙痛、颊肿、腹痛、腹泻。②手臂麻痛、肘挛不伸、上肢不遂。

🌿 **配伍治病**

⚬ 上肢不遂：配肩髃、合谷。

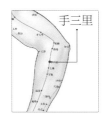

曲池

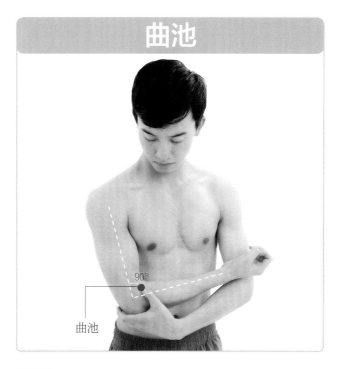

 取穴位置　在肘横纹外侧端，屈肘90°，当尺泽与肱骨外上髁连线中点。

 主治　①热病、咽喉肿痛、牙痛、头痛眩晕、癫狂。②手臂肿痛、上肢不遂、瘰疬、瘾疹。③腹痛、吐泻。

🌿 **配伍治病**

⚬ 瘾疹：配血海、足三里。
⚬ 高血压：配足三里、人迎。
⚬ 瘰疬：配透臑俞。

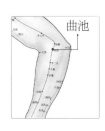

肘髎　手五里

肘髎在肘大骨旁凹陷中，此穴是肺经、大肠经气血与肾经气血转换的重要穴位。手五里位于曲池上方3寸，因与肘端（肱骨外上髁）相距5寸而得名。

肘髎

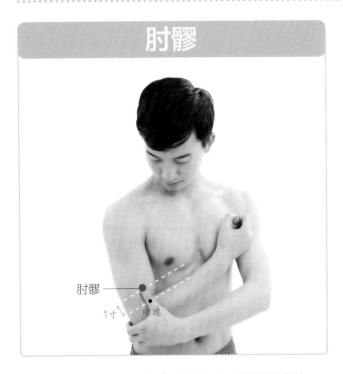

 取穴位置 在臂外侧，屈肘，曲池上方1寸，当肱骨边缘处。

主治 肘臂疼痛、麻木、挛急。

🌿 配伍治病
○ **肘臂疾病：** 配曲池。

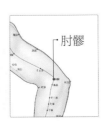

手五里

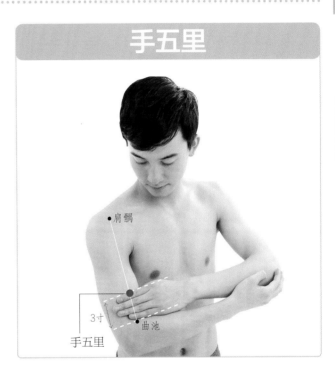

取穴位置 在臂外侧，当曲池与肩髃连线上，曲池上3寸。

主治 肘臂挛痛、瘰疬。

🌿 配伍治病
○ **肩周炎：** 配肩髃。

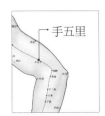

扶突　口禾髎　迎香

扶突因形得名，位于胸锁乳突肌之胸骨头、锁骨头相合之高处，二头相合，形如二人搀扶。口禾髎位于上唇部，内对门齿、尖齿牙根尖凹陷处。迎香则位于鼻旁，因能治鼻塞不闻香臭而得名。

扶突

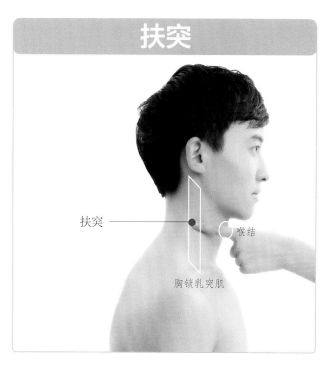

 取穴位置　在颈外侧部，喉结旁，当胸锁乳突肌的前、后缘之间。

主治　①咳嗽气喘。②咽喉肿痛、瘿气、瘰疬、暴喑。

配伍治病

○ 喑哑：配天突、合谷。

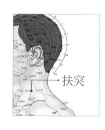
←扶突

口禾髎　迎香

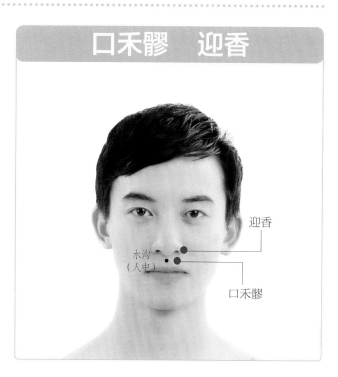

 取穴位置

口禾髎
在上唇部，鼻孔外缘直下，平水沟穴（人中）。

迎香
在鼻翼外缘中点旁，当鼻唇沟中。

主治
口禾髎
①鼻塞、鼻出血。②口歪、口噤。
迎香
①鼻塞、鼻出血、口歪、面痛。②胆道蛔虫症。

足阳明胃经

四十五穴足阳明，承泣四白居髎经，
头维下关颊车停，地仓大迎对人迎，
水突气舍连缺盆，气户库房屋翳屯，
膺窗乳中延乳根，不容承满梁门起，
关门太乙滑肉门，天枢外陵大巨存，
水道归来气冲次，髀关伏兔走阴市，
梁丘犊鼻足三里，上巨虚连条口位，
下巨虚跳上丰隆，解溪冲阳陷谷中，
内庭厉兑经穴终。

承泣　四白

承泣是足阳明胃经、阳跷脉、任脉之交会穴，穴在目下方，意指泣时泪下，穴处承受之。四白也位于目下方，因针灸可使视力复明四方而得名。此二穴是眼疾治疗中非常重要的穴位。

承泣

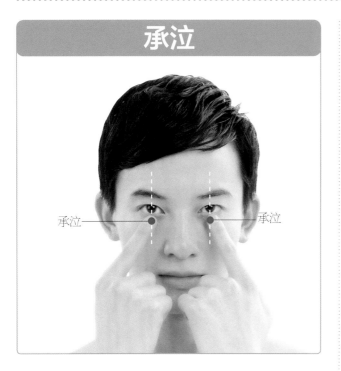

取穴位置 在面部，瞳孔直下，当眼球与眶下缘之间。

主治 ①目赤肿痛、迎风流泪、夜盲、眼睑瞤动。②口眼歪斜。

 配伍治病

◇ **目赤肿痛：** 配太阳。

◇ **口歪：** 配阳白。

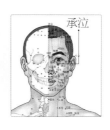

四白

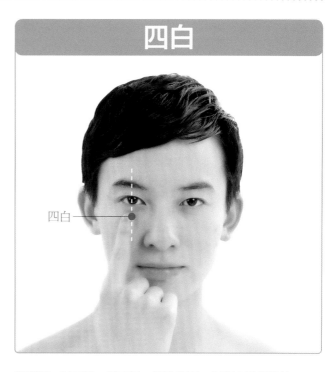

取穴位置 在面部，目正视，瞳孔直下，当眶下孔凹陷处。

主治 ①目赤痛痒、目翳、眼睑瞤动。②口眼歪斜。③头痛眩晕。

 配伍治病

◇ **口歪：** 配阳白、地仓、颊车、合谷。

◇ **眼睑瞤动：** 配攒竹。

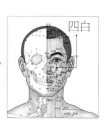

巨髎　地仓

巨髎是足阳明胃经与阳跷脉交会穴，位于鼻旁颧骨下缘，因穴处凹陷甚大得名。地仓穴中的"地"指地格，古人面分二庭，鼻以下为下庭，即地格；"仓"为藏谷处，口以入谷，故谓仓。

巨髎

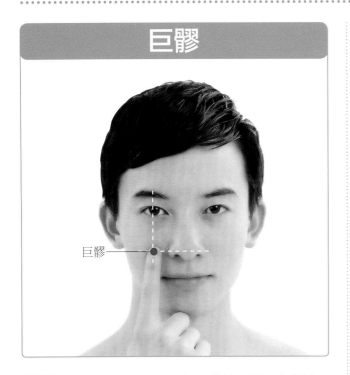

取穴位置　在面部，瞳孔直下，平鼻翼下缘处，当鼻唇沟外侧。

主治　①口歪、牙痛、鼻出血、唇颊肿。②眼睑𥆧动。

 配伍治病

- 牙痛：配合谷。
- 口歪：配地仓、颊车。

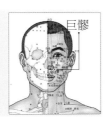

地仓

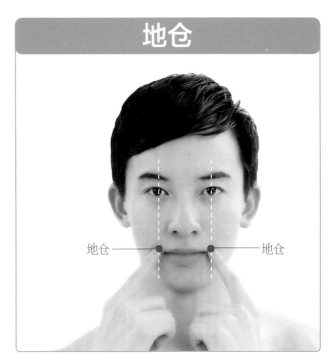

取穴位置　在面部，口角外侧，上直对瞳孔。

主治　口歪、流涎、齿痛、颊肿。

 配伍治病

- 口歪：配颊车。
- 流涎：配颊车、合谷。

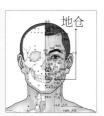

大迎　颊车

大迎位于人体的头部侧面下颌骨部位，前面有动脉经过，针刺时应注意避开。
古人将下颌骨称"颊车"骨，穴在其处，总载诸齿开合，由此得名。

大迎

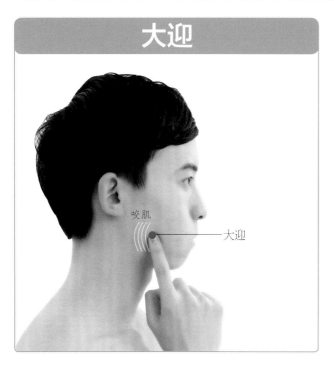

取穴位置 在下颌角前方，咬肌附着部的前缘，当面动脉搏动处。

主治 ①口歪、口噤。②牙痛、颊肿。

🍃 **配伍治病**

💧 **牙痛：** 配合谷。

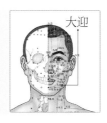

颊车

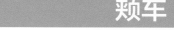

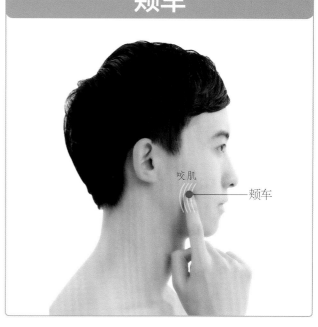

取穴位置 在面颊部，下颌角前上方约1横指，当咀嚼时咬肌隆起，按之凹陷处。

主治 ①牙痛、口噤不语。②口歪、颊肿。

🍃 **配伍治病**

💧 **口歪：** 配地仓。

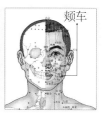

下关　头维

下关为胃经与肾经之交会穴，位于下颌关节前"牙关"处，合口有孔，张口即闭，故名。头维为足阳明胃经、足少阳胆经与阳维脉之交会穴，位于头部额角入发际处。

下关

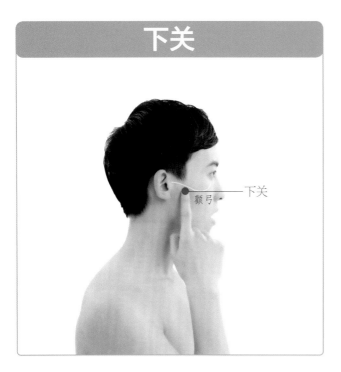

取穴位置 在面部耳前方，当颧弓与下颌切迹所形成的凹陷中。

主治 ①耳鸣、耳聋、聤耳。②牙痛、口歪、面肿痛。

🌿 配伍治病

- **耳疾：** 配翳风。
- **牙痛、口噤：** 配合谷。

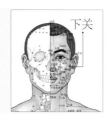

头维

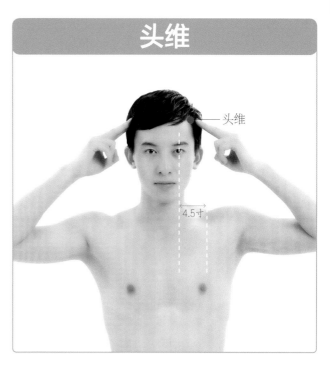

取穴位置 在头侧部，当额角发际上0.5寸，头正中线旁4.5寸。

主治 ①头痛、目眩。②眼痛、迎风流泪、眼睑润动。

🌿 配伍治病

- **头痛：** 配内庭。
- **目眩：** 配太冲。

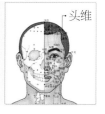

27

人迎 水突

人迎为足阳明胃经与足少阳胆经之交会穴，穴在颈部，喉结旁两侧颈总动脉搏动处。水突在颈部胸锁乳突肌前、喉结突起之旁，当人吞咽饮食时，穴处向上突起冲动，因此得名。

人迎

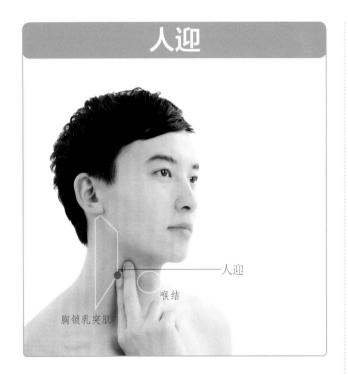

取穴位置 在颈部，喉结旁，当胸锁乳突肌的前缘，颈总动脉搏动处。

主治 ①咽喉肿痛、瘰疬、瘿气、胸满喘息。②头痛、眩晕。

🌿 **配伍治病**

💧 **高血压：** 配大椎、太冲。

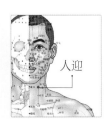

水突

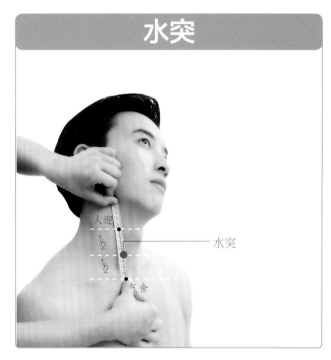

取穴位置 在颈部，胸锁乳突肌的前缘，当人迎与气舍连线的中点。

主治 ①咳嗽、哮喘。②咽喉肿痛、瘿瘤、瘰疬。

🌿 **配伍治病**

💧 **咳嗽、哮喘：** 配天突。

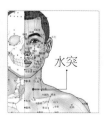

气户　库房

气户是胃经与外界气血交换的门户，有理气宽胸、止咳平喘之功效。库房位于气户之下，意指脉气至此渐深。此穴有治疗咳嗽气喘、清热宽胸的作用。

气户

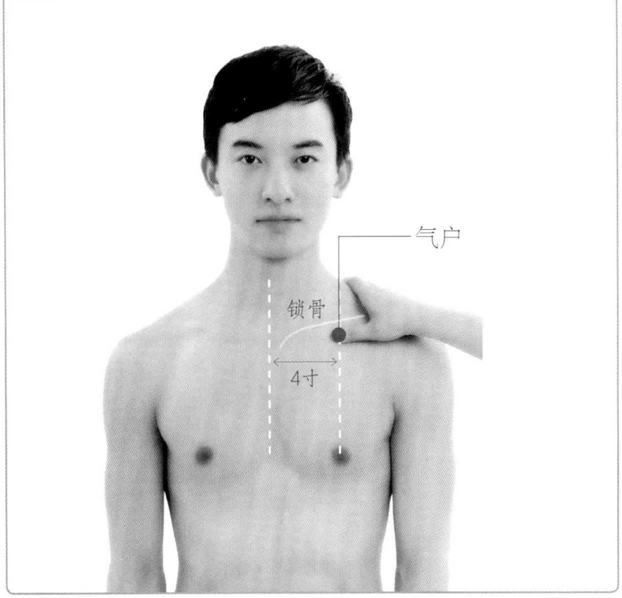

取穴位置 在胸部，当锁骨中点下缘，距前正中线4寸。

主治 ①咳嗽哮喘、呃逆。②胸胁胀满、疼痛。

配伍治病

- **咳喘：**配肺俞。

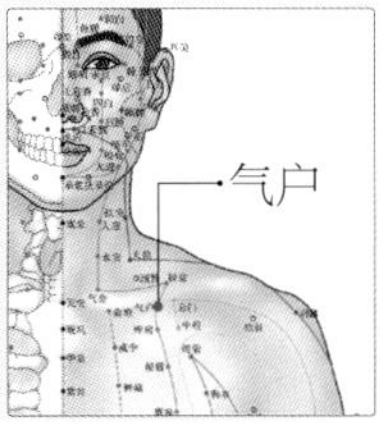

库房

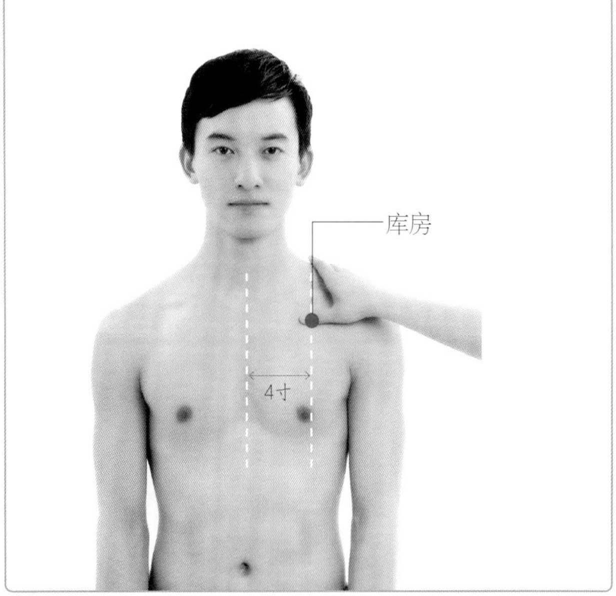

取穴位置 在胸部，当第1肋间隙，距前正中线4寸。

主治 ①咳嗽哮喘、咳唾脓血。②胸胁胀痛。

配伍治病

- **胸胁胀痛：**配屋翳。

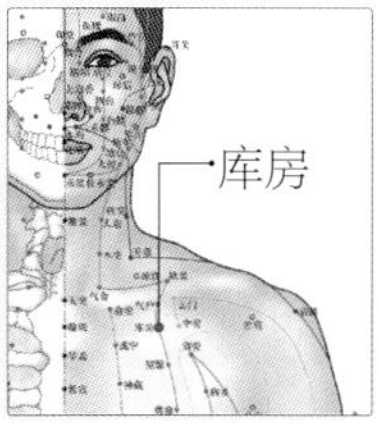

乳中　乳根

乳中在第4肋间隙，乳头中央，左右各一。在中医理疗中，此穴不针不灸，只作胸腹部穴位的定位标志。乳根穴则在乳头直下，胸部第5肋间隙，意指乳房发育充实之根本。

乳中

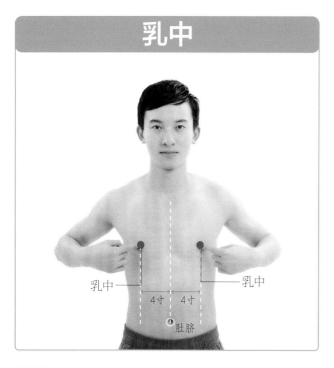

取穴位置 在胸部，当第4肋间隙，乳头中央，距前正中线4寸。

附注 此穴不针不灸，只作胸腹部穴位的定位标志。

只作定位标志。

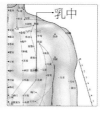

乳根

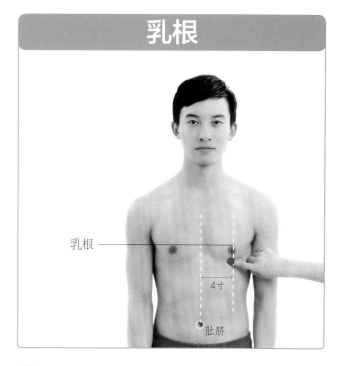

取穴位置 在胸部，当乳头直下，乳房根部，当第5肋间隙，距前正中线4寸。

主治 ①咳嗽、哮喘、胸闷、胸痛。②乳痈、乳汁少。

🌸 配伍治病

◊ **乳痈：** 配少泽、膻中。
◊ **乳少：** 配少泽、足三里。

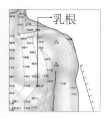

梁门 关门

"梁"指屋顶之横木，"门"指出入之通道，梁门意指脐上心下部气血积聚如横梁。此穴能消积化滞。关门则在梁门下方，内应胃脘下部，与小肠交界处，故名。

梁门

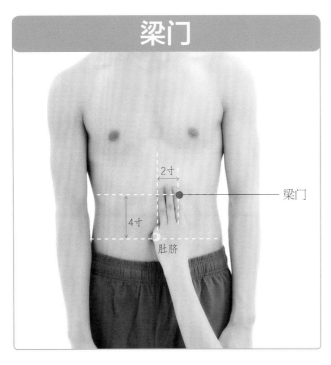

2寸
4寸
梁门
肚脐

取穴位置 在上腹部，当脐中上4寸，距前正中线2寸。

主治 ①胃痛、呕吐、腹胀肠鸣、泄泻。②食欲不佳。

 配伍治病

 胃病：配梁丘、中脘、足三里。

消化不良：配足三里。

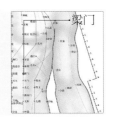

关门

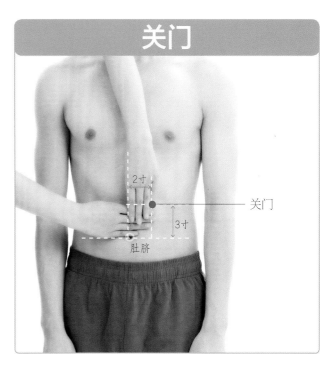

2寸
3寸
关门
肚脐

取穴位置 在上腹部，当脐中上3寸，距前正中线2寸。

主治 ①腹痛、腹胀、肠鸣、泄泻。②水肿。

 配伍治病

 肠鸣、腹泻：配足三里、水分。

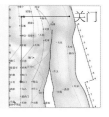

太乙 滑肉门

太乙内应小肠，小肠多曲，故名。此穴有消化积食、导滞和胃的作用。滑肉门取意"滑利"，位于人体上腹部，是食物从胃进入小肠之门。此穴有祛痰湿、减肥之功效，中年男士和女士一定要多加利用。

太乙

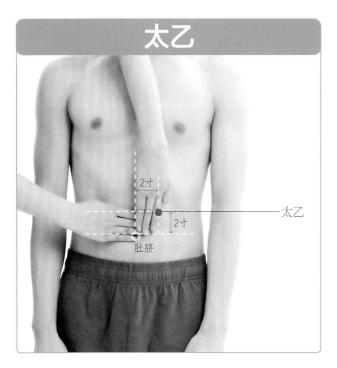

太乙

取穴位置 在上腹部，当脐中上2寸，距前正中线2寸。

主治 ①癫狂、心烦。②胃痛、腹胀。

💧 配伍治病
◇ **胃病：** 配中脘。

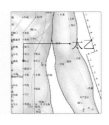
太乙

滑肉门

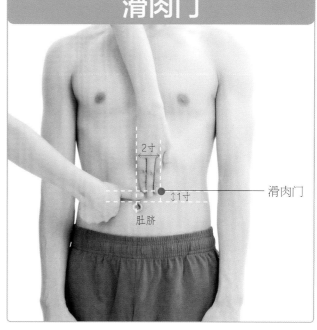

滑肉门

取穴位置 在上腹部，当脐中上1寸，距前正中线2寸。

主治 ①胃痛、呕吐。②癫狂、吐舌。

💧 配伍治病
◇ **胃病：** 配足三里。

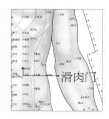
滑肉门

天枢　外陵

天枢为大肠经之募穴，且为人体之中点。"天枢之上，天气主之；天枢之下，地气主之"（《素问》），可见天枢之特殊性和重要性。外陵位于天枢下方，因腹肌隆起若陵而得名。

天枢

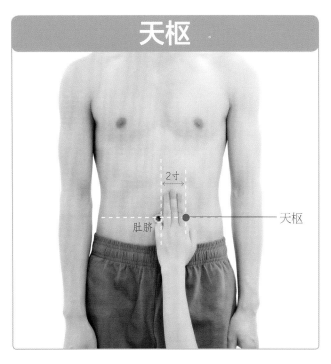

2寸　肚脐　天枢

外陵

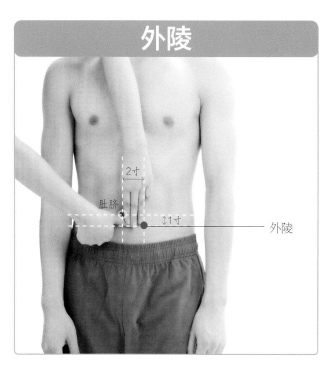

2寸　肚脐　1寸　外陵

取穴位置 在腹中部，脐中旁开2寸。

主治 ①绕脐腹痛、腹胀肠鸣、便秘、痢疾。②痛经、月经不调。

🌿 **配伍治病**

💧 **腹胀、肠鸣：** 配足三里。

💧 **绕脐腹痛：** 配气海。

💧 **便秘、泄泻：** 配上巨虚、下巨虚。

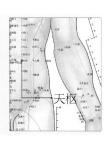

取穴位置 在下腹部，当脐中下1寸，距前正中线2寸。

主治 腹痛、痛经、疝气。

🌿 **配伍治病**

💧 **痛经：** 配子宫、三阴交。

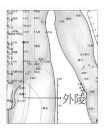

大巨　水道

大巨位于人体下腹部，在腹直肌隆起高突阔大处。中医认为，按摩大巨能有效防治高血压。水道也在人体下腹部，此穴以能通调水道，使水液渗注于膀胱，因而得名，针灸此穴能治痛经。

大巨

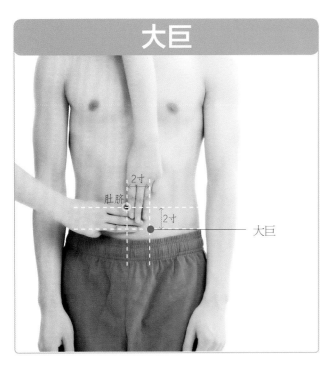

大巨

 取穴位置　在下腹部，当脐中下2寸，距前正中线2寸。

主治　①小腹胀痛、小便不利、疝气。②遗精、早泄。③痛经、不孕。

🌿 **配伍治病**

💧 **痛经、不孕：** 配三阴交、中极。

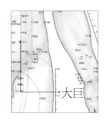

大巨

水道

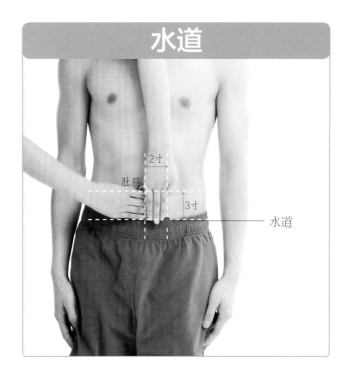

水道

 取穴位置　在下腹部，当脐中下3寸，距前正中线2寸。

主治　①小腹胀满、疝气。②小便不利、水肿。③痛经、不孕。

🌿 **配伍治病**

💧 **小便不利：** 配中极、次髎。

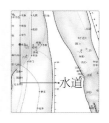

水道

归来　气冲

从名称上看，"归来"有恢复和复原之意，此穴主治男子隐睾、女子子宫脱出诸症，使病复原而愈。气冲位于大腿根里侧，下藏腹股沟动脉，按摩此穴能促进血液循环、温暖手足。

归来

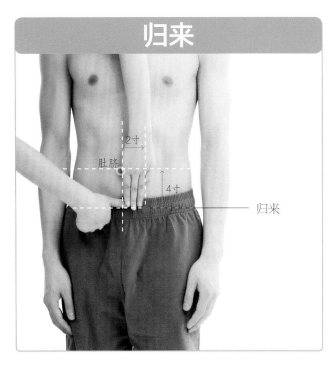

取穴位置 在下腹部，当脐中下4寸，距前正中线2寸。

主治 ①腹痛、疝气。②月经不调、闭经、白带异常、阴挺。

🌿 **配伍治病**

💧 **疝气：** 配大敦。

💧 **月经不调：** 配三阴交、中极。

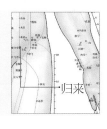

气冲

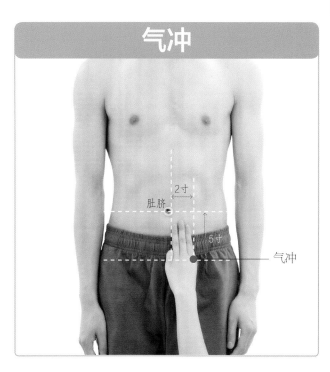

取穴位置 在腹股沟稍上方，当脐中下5寸，距前正中线2寸。

主治 ①腹痛、肠鸣、疝气。②阳痿、阴肿。③月经不调、不孕。

🌿 **配伍治病**

💧 **腹痛、肠鸣：** 配气海。

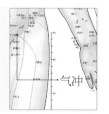

阴市　梁丘

"阴"指寒湿之邪，"市"指集结之处。因穴位于膝上，易为阴邪所袭，故名阴市。梁丘位于膝上方，因穴前骨巨如梁、穴后肉隆如丘而得名，此穴为足阳明胃经之郄穴，善治胃经之急证。

阴市

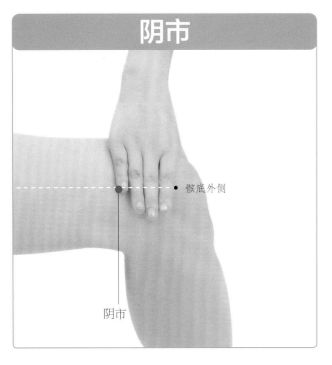

取穴位置	在大腿前面，当髂前上棘与髌底外侧端的连线上，髌底上3寸。

主治	①腰膝痿痹、屈伸不利。②腹胀、腹痛、疝气。

🌿 配伍治病
◦ **腿膝痿痹：**配足三里、阳陵泉。

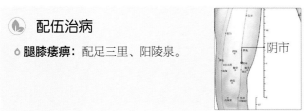

梁丘

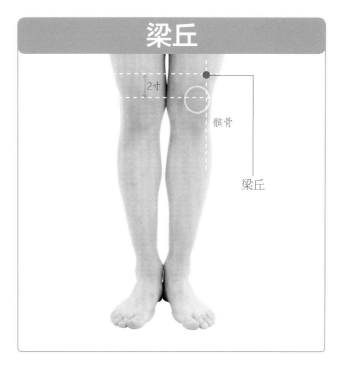

髌骨

梁丘

取穴位置	屈膝，在大腿前面，当髂前上棘与髌底外侧端的连线上，髌底上2寸。

主治	①急性胃痛、乳痈。②膝肿痛、下肢不遂。

🌿 配伍治病
◦ **胃病：**配足三里、中脘。

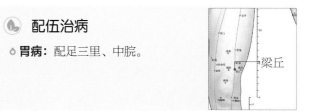

犊鼻　足三里

《灵枢·本输》曰："刺犊鼻者，屈不能伸。"犊鼻位于髌韧带外侧凹陷中，有如牛犊鼻孔，故名。足三里为胃经之合穴，因穴在膝下3寸而得名，该穴具有强身健体之功效，宜常灸。

犊鼻

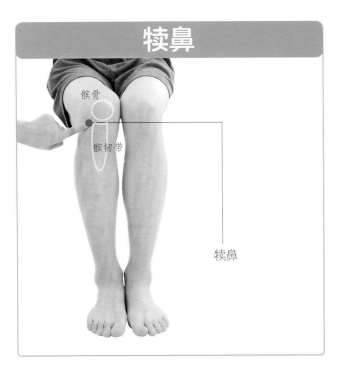

髌骨

髌韧带

犊鼻

足三里

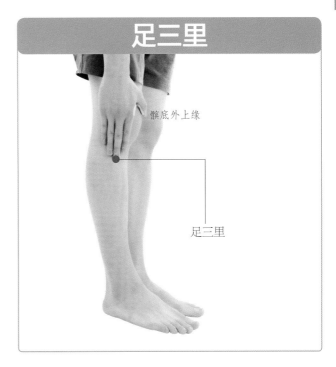

髌底外上缘

足三里

 取穴位置　在膝部，屈膝时，髌骨与髌韧带外侧凹陷中。

 取穴位置　在小腿前外侧，当犊鼻下3寸，距胫骨前缘1横指（中指）。

主治　下肢麻痹、膝肿痛、屈伸不利。

主治
①胃痛、呕吐、腹胀、肠鸣、泄泻、便秘、乳痈。
②虚劳羸瘦、咳喘、头晕失眠。

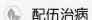

🌿 **配伍治病**

◇ **膝肿痛：**配阳陵泉、足三里。

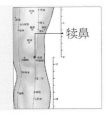
犊鼻

🌿 **配伍治病**

◇ **胃痛：**配中脘、梁丘。
◇ **下肢麻痹：**配阳陵泉、悬钟。

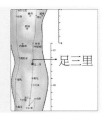
足三里

上巨虚　条口

上巨虚为大肠下之合穴，在小腿前外侧，胫骨、腓骨之间大的空隙处，此穴有调和肠胃、通经活络之功效。条口在小腿前外侧，此穴所在部位有一条形凹陷，其形如口，以此得名。

上巨虚

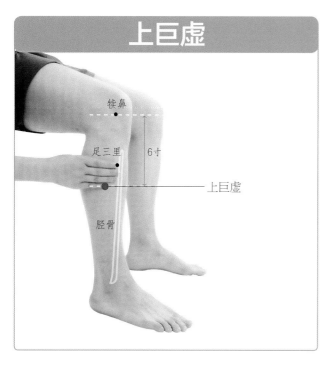

取穴位置　在小腿前外侧，当犊鼻下6寸，距胫骨前缘1横指（中指）。

主治　①肠中切痛、肠痈、泄泻、痢疾、便秘。②下肢痿痹、脚气。

🌿 配伍治病

◇ **泄泻**：配天枢。

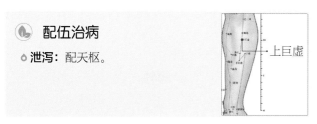

条口

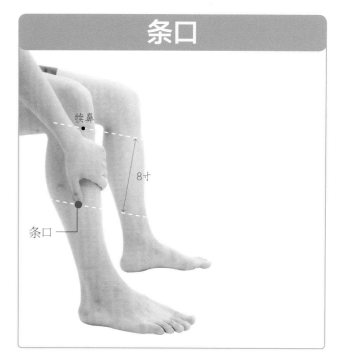

取穴位置　在小腿前外侧，当犊鼻下8寸，距胫骨前缘1横指（中指）。

主治　①下肢痿痹、跗肿、转筋。②肩臂痛、肩周炎。

🌿 配伍治病

◇ **肩臂痛**：配肩髃、肩髎。
◇ **肩周炎初期**：透承山。

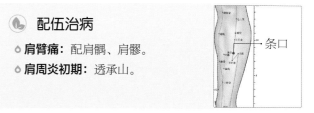

下巨虚　丰隆

下巨虚在上巨虚下方，胫骨、腓骨之间大的空隙处，此穴为小肠下合穴，有调肠胃、通经络、安神志之功效。丰隆为胃经络穴。丰即丰满，隆指突起，因穴处肌肉丰满并隆起而得名。

下巨虚

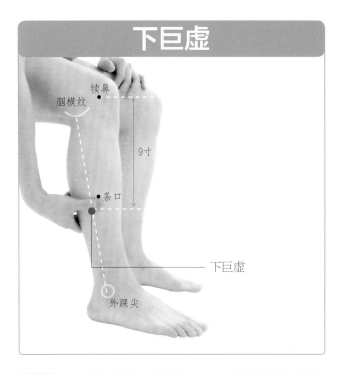

| 取穴位置 | 在小腿前外侧，当犊鼻下9寸，距胫骨前缘1横指（中指）。 |

| 主治 | ①小腹痛、腰脊痛引睾丸。②泄泻、痢疾、乳痈。③下肢痿痹。 |

 配伍治病

○ **腹痛：** 配天枢、气海。

○ **急性乳腺炎：** 配行间。

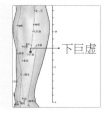

丰隆

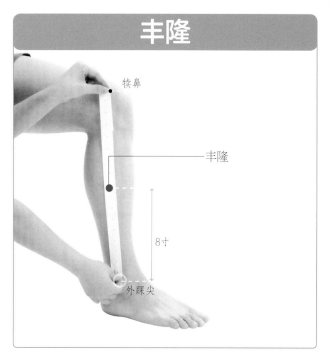

| 取穴位置 | 在小腿前外侧，当外踝尖上8寸，条口外，距胫骨前缘2横指（中指）。 |

| 主治 | ①痰多咳嗽、哮喘、胸痛。②头痛、眩晕、癫狂。③下肢痿痹。 |

 配伍治病

○ **眩晕：** 配风池。

○ **痰多咳嗽：** 配膻中、肺俞。

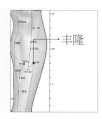

解溪　冲阳

解溪位于足腕部，系解鞋带之处。此穴具有舒筋活络、清胃化痰、镇惊安神的作用。按压解溪，对于脚腕扭伤等脚部疾病非常有效。冲阳穴为胃经之原穴，穴在足背高处，有动脉冲动应手，故名。

解溪

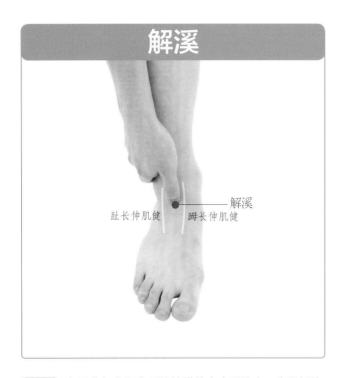

趾长伸肌健　解溪　蹐长伸肌健

冲阳

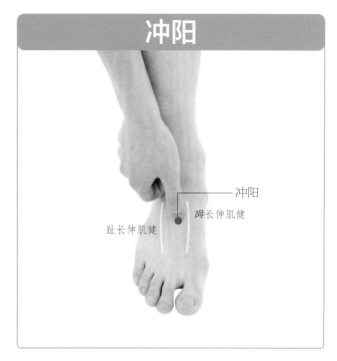

趾长伸肌健　冲阳　蹐长伸肌健

取穴位置 在足背与小腿交界处的横纹中夹凹陷中，当蹐长伸肌腱与趾长伸肌腱之间。

主治 ①腹胀、便秘。②头痛、眩晕、癫狂。③下肢痿痹、踝部肿痛。

取穴位置 在足背最高处，当蹐长伸肌腱与趾长伸肌腱之间，足背动脉搏动处。

主治 ①胃痛、腹胀。②癫狂病、口歪面肿、牙痛。③足背肿痛、足痿无力。

🍃 配伍治病

◊ **下肢痿痹**：配阳陵泉、悬钟。

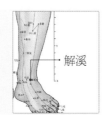

解溪

🦋 配伍治病

◊ **癫狂**：配大椎、丰隆。

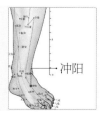

冲阳

陷谷　内庭

陷谷为胃经之输穴，因穴处凹陷如山谷而得名。此穴具有和胃利水、理气止痛的作用。内庭为胃经之荥穴，穴在足背第2、第3趾间缝纹端，两趾如门，意为穴位于纳入门庭之处。

陷谷

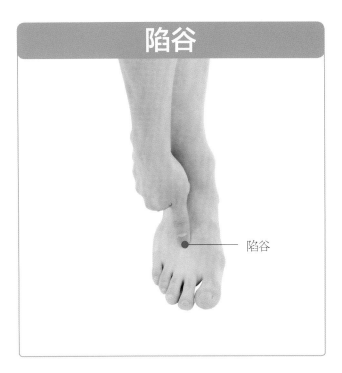

陷谷

 取穴位置 在足背，当第2、第3跖骨结合部前方凹陷处。

 主治 ①目赤肿痛、面浮身肿。②肠鸣腹痛、腹胀。③足背肿痛、足痿无力。

🌿 配伍治病

◊ **面浮身肿：**配上星、囟门、前顶、公孙。

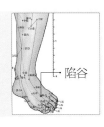

陷谷

内庭

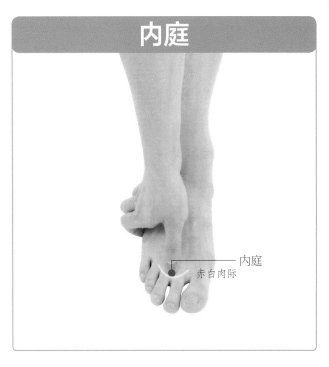

内庭
赤白肉际

 取穴位置 在足背，当第2、第3趾间，趾蹼缘后方赤白肉际处。

主治 ①牙痛、咽喉肿痛、口歪、鼻出血、热病。②腹痛、腹胀、泄泻、痢疾、便秘。③足背肿痛。

🌿 配伍治病

◊ **牙痛：**配合谷。
◊ **口歪：**配地仓、颊车。

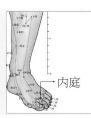

内庭

厉兑

厉兑为胃经之井穴，也是本经最后一个穴位。"厉"是噩梦的意思；"兑"是八卦中的一卦，代表沼泽。"厉兑"意指掉进噩梦的沼泽中。对于有神经错乱症状的人来说，按摩此穴能够静心安神。

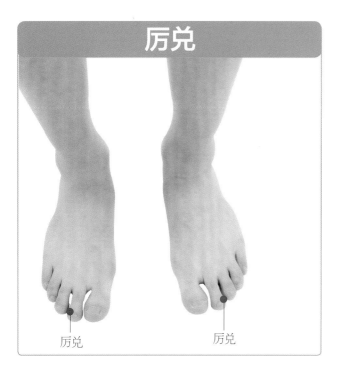

厉兑

厉兑   厉兑

取穴位置 在足第2趾末节外侧，距趾甲角0.1寸。

主治 ①牙痛、口歪、咽喉肿痛、鼻出血、热病。②多梦、癫狂。③足背肿痛。

🖐 配伍治病

◊ **多梦：** 配内关、神门。

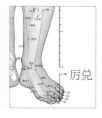

厉兑

🌀 厉兑的妙用

（1）攥攥厉兑，轻松祛噩梦

中医认为，厉兑是有静心安神的作用，对多梦难眠的人来说有重要意义。

那么怎么按摩才有效呢？这里有个简单的方法：每天晚上睡觉之前，攥一攥第2个脚趾，这么一来，厉兑就被攥住了。再扭一扭这个脚趾趾腹，最后用指甲掐一掐脚趾趾腹。这样晚上就会少做噩梦，可以安眠了。

（2）指压厉兑，摆脱晕车症

在旅行中，交通工具的噪声以及汽车废气污染都会引发晕车、晕船症，让人深感不适。而如果每日指压厉兑，则可摆脱晕车、晕船症：用拇指和食指，一边吐气一边揉厉兑约6秒，如此重复10次，连续20天不间断。

（3）口唇干燥，点按厉兑

在炎热的夏天，不少人常会出现口干苦、嘴角发红发痒、脱皮糜烂等症状，更有甚者会出现嘴角裂痕、张口时嘴角出血。中医讲究治病治本，这些症状大都是胃火炽盛的结果。究其根源，则是脾胃功能衰弱，人体难以消化吸收所食之物，食物蕴久化热。胃经中的厉兑有清热利湿、通调肠胃的作用。

每天早上7～9点，是胃部消化吸收能力最旺盛的时候，这时可用小木棍或者手指点压此穴，每日2次，每次点按100次，两脚交替进行2～3次，就能有效清除胃热，缓解口唇干燥。

足太阴脾经

大趾端内侧隐白，节前陷中求中都，
太白内侧核骨下，节后一寸公孙呼，
商丘内踝微前陷，踝上三寸三阴交，
再上三寸漏谷是，陵下三寸地机朝，
膝下内侧阴陵泉，血海膝膑上内廉，
箕门穴在鱼腹上，动脉应手越筋间，
冲门横骨两端动，府舍上行七分看，
腹结上行三寸入，大横上行一寸三，
腹哀上行三寸半，食窦上行三寸间，
天溪上行一寸六，胸乡周荣亦同然。
外斜腋下六寸许，大包九肋季胁端。

隐白 大都

隐白为足太阴脾经之井穴。"隐"，隐秘、隐藏也；此穴为脾经脉气所起、肺经金气所隐，故名。此穴是治疗月经过多的主要穴位。大都为脾经之荥穴，此穴所处皮肉丰厚，骨关节隆起，故名。

隐白

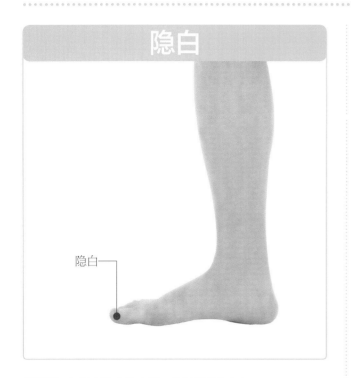

隐白

取穴位置 在足大趾末节内侧，距趾甲角0.1寸。

主治 ①癫狂、多梦、惊风。②腹胀、呕吐、泄泻。③月经过多、崩漏、便血、尿血。

配伍治病

○ **出血证：** 配地机、三阴交。

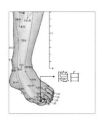

隐白

大都

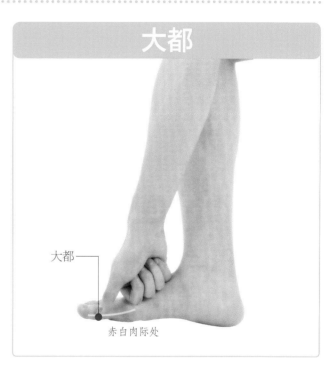

大都

赤白肉际处

取穴位置 在足内侧缘，当足大趾本节（第1趾跖关节）前下方赤白肉际凹陷处。

主治 ①腹胀、胃痛、泄泻、便秘。②热病无汗。

配伍治病

○ **腹胀：** 配足三里。

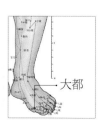

大都

太白　公孙

太白为足太阴脾经之原穴，可以治疗脾经循行过程中发生的病变，以及脾脏异常导致的疾病。公孙为足太阴脾经的络穴，脉气由此别走阳明，此穴有健脾益胃、通调冲脉、消除痞疾之功效。

太白

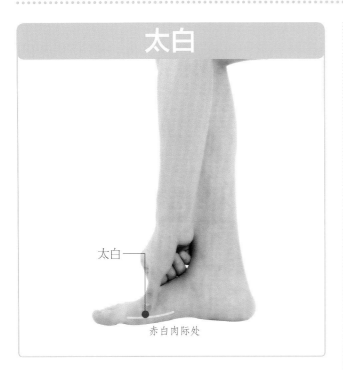

太白

赤白肉际处

取穴位置 在足内侧缘，当足大趾本节（第1趾跖关节）后下方赤白肉际凹陷处。

主治 ①胃痛、腹胀、腹痛、肠鸣、泄泻、痢疾、便秘、纳呆。②体重节痛、脚气。

🌿 **配伍治病**

◇ **胃病：**配中脘、足三里。

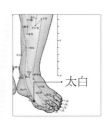

太白

公孙

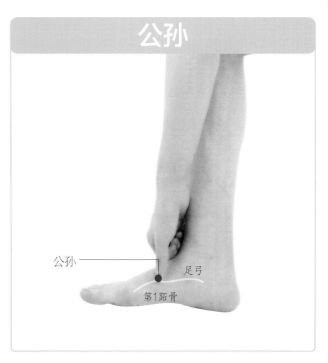

公孙　足弓

第1跖骨

取穴位置 在足内侧缘，当第1跖骨基底的前下方凹陷处。

主治 ①胃痛、胃酸过多、腹痛、腹胀、泄泻、痢疾。②心痛、胸闷。③痛经。

🌿 **配伍治病**

◇ **胃酸过多、胃痛：**配中脘、内关。
◇ **痛经：**配次髎。

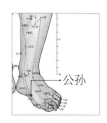

公孙

商丘　三阴交

商丘为足太阴脾经之经穴，对应足底反射区中的下身淋巴反射区，可以治疗多种炎症。三阴交又叫"妇科三阴交"，对妇科疾病疗效显著，此穴也是足太阴脾经、足少阴肾经、足厥阴肝经交会穴，既可健脾益血，也可调肝补肾。

商丘

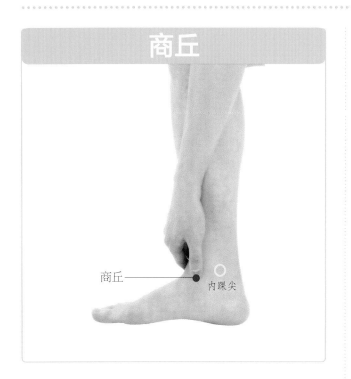

三阴交

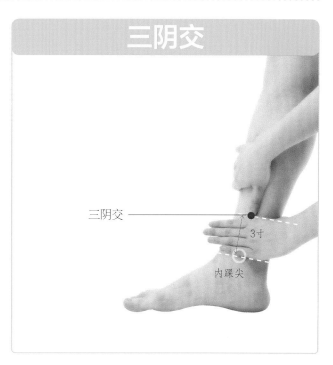

 取穴位置　在足内踝前下方凹陷中，当舟骨结节与内踝尖连线的中点处。

 取穴位置　在小腿内侧，当足内踝尖上3寸，胫骨内侧缘后方。

 主治　①腹胀、肠鸣、泄泻、便秘、痔疾。②足踝肿痛。③癫狂、黄疸。

主治　①月经不调、崩漏、带下、阴挺、闭经、不孕、滞产、产后血晕。②遗精、阳痿、阴茎痛、遗尿、小便不利、疝气。

🌿 配伍治病

◌ **腹胀、肠鸣：**配气海、足三里。

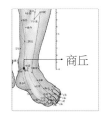

🌿 配伍治病

◌ **月经不调：**配中极。

◌ **阴挺：**配子宫。

◌ **疝气：**配大敦。

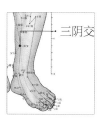

漏谷　地机

漏谷位于胫骨内侧后缘与比目鱼肌之间凹陷中，有健脾和胃、利水渗湿的功效，主治小便不利。地机为脾经之郄穴，为本经气血深聚之要穴，具有较强的解痉镇痛、行气活血之功效。

漏谷

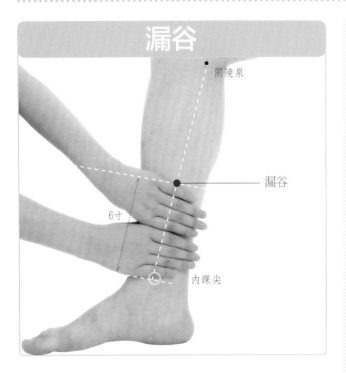

取穴位置 在小腿内侧，当内踝尖与阴陵泉的连线上，距内踝尖6寸，胫骨内侧缘后方。

主治 ①腹胀、肠鸣。②小便不利、遗精、水肿。③下肢痿痹。

🌿 配伍治病

◇ **腹胀、肠鸣：** 配足三里。

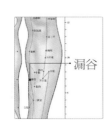

地机

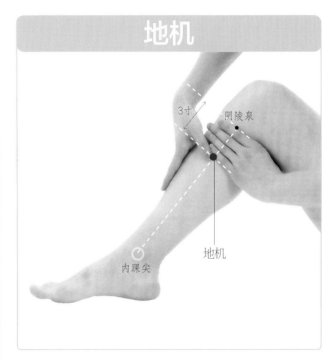

取穴位置 在小腿内侧，当内踝尖与阴陵泉的连线上，阴陵泉下3寸。

主治 ①腹痛、腹胀、泄泻。②月经不调、痛经、崩漏、遗精、水肿、小便不利。③腰痛、下肢痿痹。

🌿 配伍治病

◇ **痛经：** 配三阴交。
◇ **崩漏：** 配隐白。

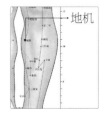

阴陵泉　血海

　　阴陵泉为脾经之合穴，位于小腿内侧，胫骨内侧髁后下方凹陷处。此穴与阳陵泉穴相对。血海位于膝盖上方，主治血证。此穴是足太阴脾经的一个普通腧穴，但在临床应用中有意想不到的疗效。

阴陵泉

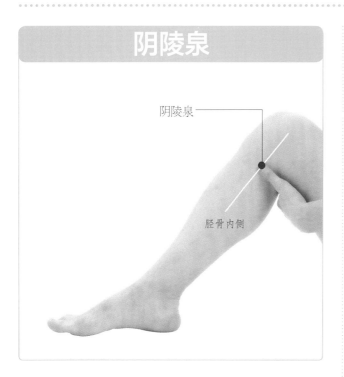

阴陵泉

胫骨内侧

 取穴位置 在小腿内侧，当胫骨内侧髁后下方凹陷处。

主治 ①腹胀、泄泻、水肿、黄疸、小便不利或失禁。②遗精、阴茎痛、妇人阴痛、带下。③膝痛。

🖐 配伍治病

- **黄疸：** 配肝俞、至阳。
- **膝痛：** 阴陵泉透阳陵泉。

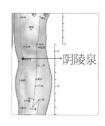

阴陵泉

血海

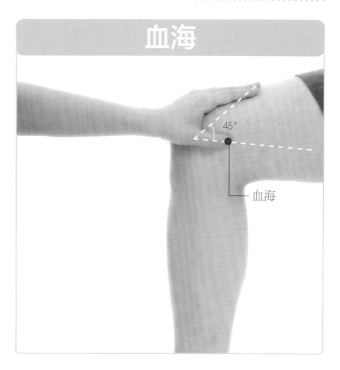

45°

血海

取穴位置 在大腿内侧，屈膝，髌底内侧端上2寸，当股四头肌内侧头的隆起处。

主治 ①月经不调、痛经、崩漏、闭经。②湿疹、瘾疹、丹毒。

🖐 配伍治病

- **月经不调：** 配三阴交。
- **瘾疹：** 配曲池。

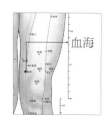

血海

箕门 冲门 府舍

箕门位于大腿内侧，因取穴时两足分开形状如箕而得名。冲门是足太阴脾经、足厥阴肝经之交会穴，在腹股沟外端，可触及动脉之搏动。府舍为足太阴脾经、足厥阴肝经、阴维脉之交会穴，位于下腹部。

箕门

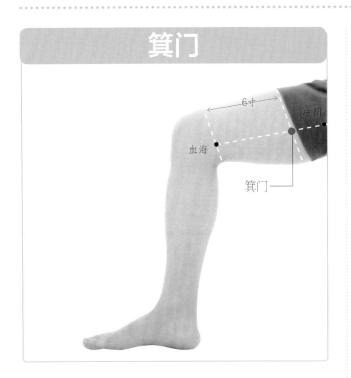

 取穴位置 在大腿内侧，当血海与冲门连线上，血海上6寸。

 主治 ①腹股沟肿痛。②小便不利、遗尿。

🖐 配伍治病

◇ **腹股沟肿痛：** 配太冲。

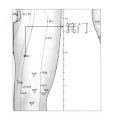

冲门　府舍

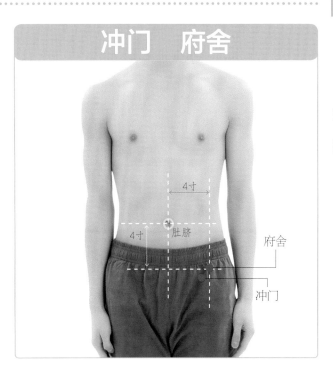

 取穴位置

冲门

在腹股沟外侧，距耻骨联合上缘中点3.5寸，当髂外动脉搏动处的外侧。

府舍

在下腹部，当脐中下4寸，冲门上方0.7寸，距前正中线4寸。

主治

冲门

腹痛、崩漏、带下、疝气。

府舍

腹痛、腹满积聚、疝气。

49

腹结　大横

腹结为腹气结聚之处，因主治腹内诸疾而得名。按摩此穴具有保健功效，有效方法是用手指指端按压，并做由内向外的运动。大横在腹中部，是足太阴脾经、阴维脉之交会穴。

腹结

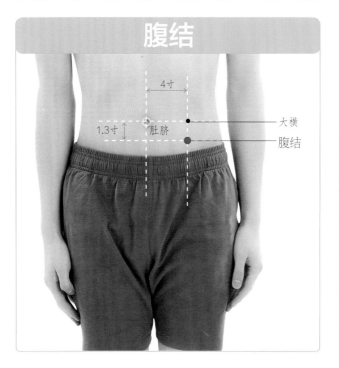

取穴位置 在下腹部，大横下1.3寸，距前正中线4寸。

主治 ①腹痛、泄泻、便秘、痢疾。②疝气。

🌿 配伍治病

◦ **腹痛：** 配气海、天枢。

◦ **便秘：** 配支沟。

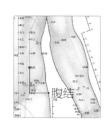

大横

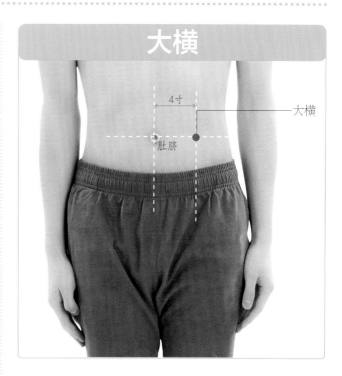

取穴位置 仰卧，在腹中部，距脐中4寸。

主治 腹痛、泄泻、便秘、肥胖。

🌿 配伍治病

◦ **腹痛：** 配天枢、足三里。

◦ **肥胖：** 配天枢、丰隆。

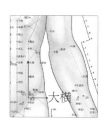

天溪　胸乡

天溪位于胸部乳房处，第4肋间隙中，具有宽胸通乳之功效，使气血犹溪水畅流，故名。胸乡位于胸外侧，为胸部所在之处，故名。

天溪

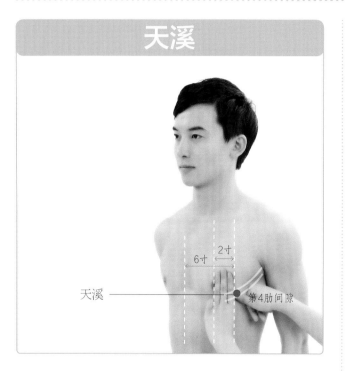

6寸　2寸
天溪　　第4肋间隙

取穴位置　在胸外侧部，当第4肋间隙，距前正中线6寸。

主治　①乳汁少、乳痈。②胸胁疼痛、咳嗽。

 按摩治病

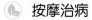 **按揉天溪防治乳腺增生：** 用食指指腹顺时针、逆时针各按揉天溪2分钟，直至酸胀感向乳房散去。

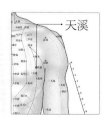
天溪

胸乡

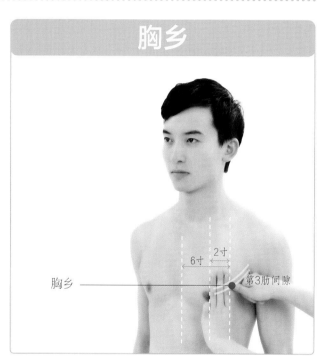

6寸　2寸
胸乡　　第3肋间隙

取穴位置　在胸外侧部，当第3肋间隙，距前正中线6寸。

主治　胸胁胀痛。

 配伍治病

 胸胁胀痛： 配膻中。

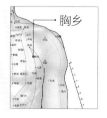
胸乡

51

周荣　大包

　　周荣位于胸部外侧，有宣肺平喘、理气化痰之功效。大包为脾之大络，在腋窝直下约两拳的位置，位于身体的侧面。中医中有"脾失健运，人易疲劳，振奋脾气，当理大包"一说。

周荣

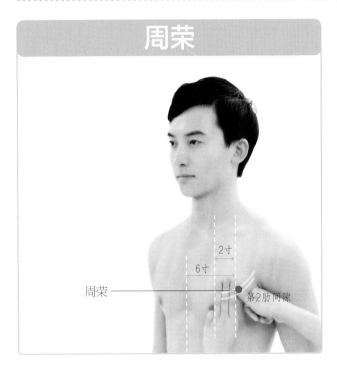

周荣　2寸　6寸　第2肋间隙

取穴位置　在胸外侧部，当第2肋间隙，距前正中线6寸。

主治　①咳嗽、气逆。②胸胁胀满、胸胁痛。

配伍治病

◇ **胸胁胀满：**配膻中。

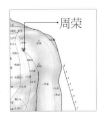

大包

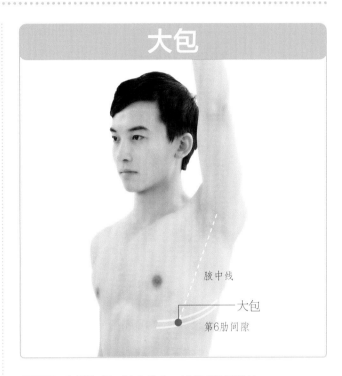

腋中线　大包　第6肋间隙

取穴位置　在侧胸部，腋中线上，当第6肋间隙处。

主治　①全身疼痛、四肢无力。②胸胁痛、咳喘。

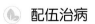**配伍治病**

◇ **四肢无力：**配足三里。

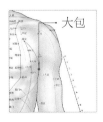

手少阴心经

少阴心起极泉中，腋下筋间动引胸，
青灵肘上三寸取，少海肘后端五分，
灵道掌后一寸半，通里腕后一寸同，
阴郄腕后内半寸，神门掌后锐骨隆，
少府小指本节末，小指内侧取少冲。

极泉　青灵

极泉是心经所有穴位中位置最高的一个，由于穴处聚集了大量血管和神经，按摩此穴对心脑血管有保健之效。青灵在手臂内侧，因主治肩臂痛不能解衣而得名。

极泉

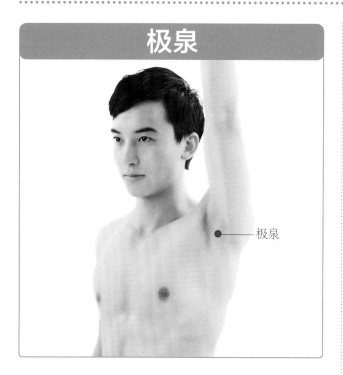

极泉

取穴位置　在腋窝正中，上臂外展时，腋动脉搏动处。

主治　①心痛、心悸、胸闷。②腋臭、胁肋疼痛。③肘臂疼痛、上肢不遂、瘰疬。

🌿 配伍治病

◇ **肩臂痛：**配肩髃、曲池。

◇ **腋臭：**配阿是。

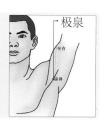

极泉

青灵

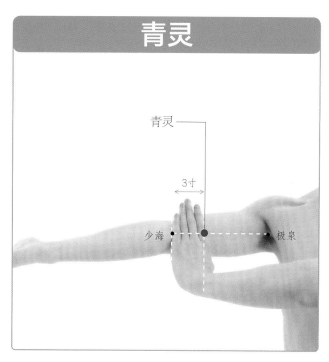

青灵　3寸　少海　极泉

取穴位置　在臂内侧，当极泉与少海中的连线上，肘横纹上3寸，肱二头肌的内侧沟中。

主治　①目视不明、目黄。②头痛、胁痛、肩臂疼痛。

🌿 配伍治病

◇ **肩臂痛：**配肩髃、曲池。

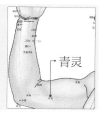

青灵

少海 灵道

少海为心经之合穴，因脉气盛而称"海"；位置与手太阳小肠经的小海邻近，故称此为"少海"。灵道为心经之经穴，在前臂掌侧，"灵"指心的功能，意指其作用与心相关。

少海

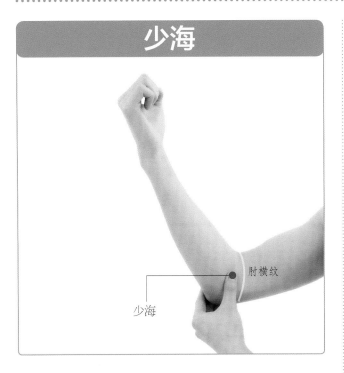

 取穴位置 屈肘举臂，在肘横纹内侧端与肱骨内上髁连线的中点处。

主治 ①心痛。②腋胁痛、肘臂挛痛麻木、手颤。③瘰疬。

🍂 配伍治病

○ **肘臂痉挛：** 配曲池。

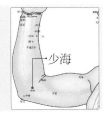

灵道

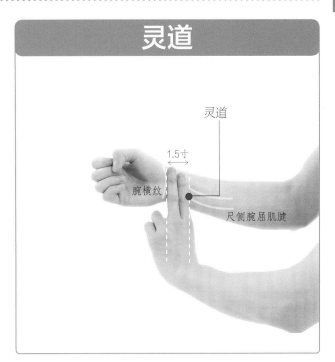

灵道
1.5寸
腕横纹
尺侧腕屈肌腱

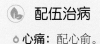 **取穴位置** 在前臂掌侧，当尺侧腕屈肌腱的桡侧缘，腕横纹上1.5寸。

主治 ①肘臂挛痛、手指麻木。②暴喑。③心痛、心悸。

🍂 配伍治病

○ **心痛：** 配心俞。

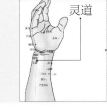
灵道

通里　阴郄

"里"，指脉气所聚之处。络脉通向手太阳小肠经，故名"通里"。此穴为手少阴心经之络穴，具有通心络、清心火、安心神、补心的功效。阴郄为心经之郄穴，位于手腕处，有沟通心肾之功效。

通里

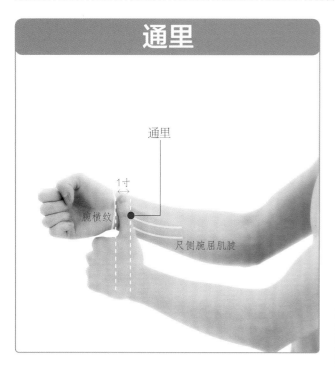

取穴位置 在前臂掌侧，当尺侧腕屈肌腱的桡侧缘，腕横纹上1寸。

主治 ①心悸、怔忡、暴喑、舌强不语。②腕臂疼痛。

🍃 **配伍治病**
- 不语证：配廉泉、哑门。

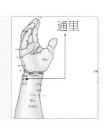

阴郄

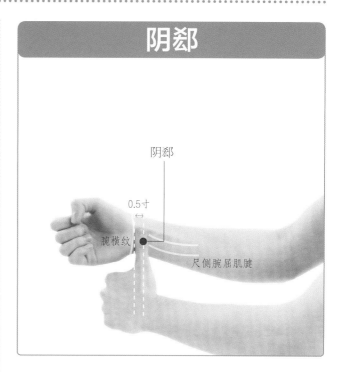

取穴位置 在前臂掌侧，当尺侧腕屈肌腱的桡侧缘，腕横纹上0.5寸。

主治 ①心痛、惊悸。②吐血、衄血、骨蒸盗汗。③暴喑。

🍃 **配伍治病**
- 心痛：配心俞、巨阙。
- 阴虚盗汗：配复溜、后溪。

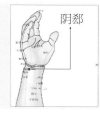

神门　少府

神门为手少阴心经输穴、原穴，位于手腕部，针刺此穴能改善心脏功能，缓解心绞痛。少府则在手掌面部，是心经之荥穴，为心经气血汇集之处，有发散心火之功效。

神门

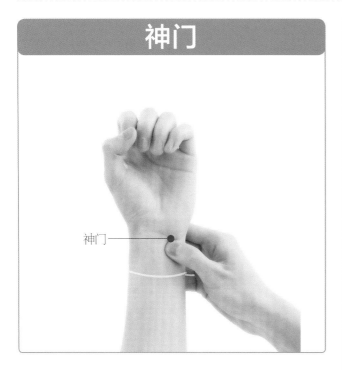

神门

取穴位置　在腕部，腕掌侧横纹尺侧端，尺侧腕屈肌腱的桡侧凹陷处。

主治　①失眠、健忘、痴呆、癫狂痫。②心痛、心烦、惊悸。③胸胁痛、头痛。

 配伍治病

○ **心痛：** 配内关、心俞。

○ **失眠、健忘：** 配内关、三阴交。

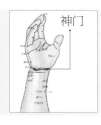

少府

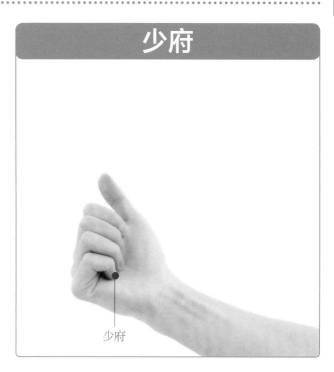

少府

取穴位置　在手掌面，第4、第5掌骨之间，握拳时，当小指指尖处。

主治　①心悸、胸痛、烦闷。②小便不利、遗尿、阴痛。③小指挛痛、掌中热。

○ **配伍治病**

○ **心悸：** 配内关。

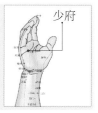

少冲

少冲指手少阴心经之气从此冲出小指而得名。此穴为手少阴心经之井穴，在手小指末端，定期按摩能减轻疲劳引起的头痛不适，有助于醒脑提神。

少冲

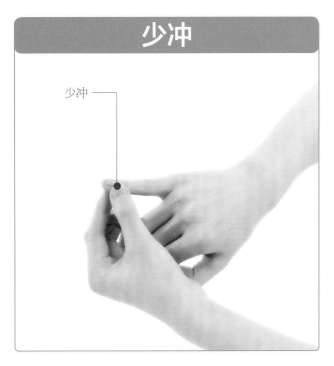

少冲

 取穴位置 在手小指末节桡侧，距指甲角0.1寸。

 主治 ①心悸、心痛。②癫狂、热病、昏迷。③胸胁痛。

🔥 配伍治病

◇ **热病、昏迷**：配太冲、中冲、大椎。

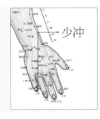
少冲

🔍 口腔溃疡的按摩疗法

生活中上火的原因有很多，心火、肝火、肺火……这些往往会引起身体各部位的不适，口腔溃疡就是其中最常见的一种。中医说，"舌为心之苗""心开窍于舌"，而口腔溃疡在很多情况下都是心火旺盛造成的。

心火还需心法治。在临床上，按摩心经可泻火，即逆着经络的走向，从小指开始往肩膀方向轻揉，每只手臂揉3～5次。按摩以下几个重要穴位更有事半功倍之疗效。

（1）神门：此穴是心经上的原穴，心经上的任何病变都可以通过神门来医治。按压此穴对心火引起的肠胃不适和神经系统疾病有很好的治疗作用。用掌跟按摩神门2分钟，次日口腔溃疡会有所减轻。

（2）少海：少海属水，而心经属火，因此按摩少海可以帮助心火太旺的人降一降火。与神门按法相同，以掌跟于穴处按摩2分钟。

（3）少冲：作为心经上最后一个穴位，其主要作用就是祛心火。当人感觉特别心烦急躁之时，只要用大拇指从此穴处往下推压数次，效果立显。

CHAPTER 6

手太阳小肠经

小指端外为少泽，前谷外侧节前觅，

节后握拳取后溪，腕骨腕前骨陷侧，

阳谷锐骨下陷肘，腕上一寸名养老，

支正外侧上四寸，小海肘端五分好，

肩贞肩端后陷中，臑俞肩臑骨陷考，

天宗肩骨下陷中，秉风肩上小髃空，

曲垣肩中曲胛陷，外俞上胛一寸髃从，

中俞大椎二寸旁，天窗曲颊动陷详，

天容耳下曲颊后，颧髎面頄锐骨量，

听宫耳中珠子上，此为小肠手太阳。

少泽　前谷　后溪

少泽为小肠经之井穴，位于手小指外侧端。小肠经主液，此穴有润泽全身的功效，故名。前谷为小肠经之荥穴，位于手小指本节前外侧凹陷处，故名。后溪为小肠经之输穴、八脉交会穴，通督脉。

少泽

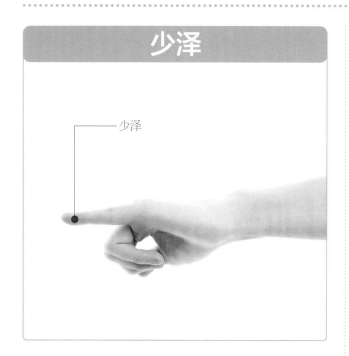

少泽

 取穴位置　在手小指末节尺侧，距指甲角0.1寸。

主治　①乳痈、乳汁少等乳疾。②头痛、目翳、口干、咽喉肿痛等头面五官科病症。③昏迷、热病等急证。

🍃 配伍治病

◇ **乳汁少、乳痈：** 配膻中、乳根。

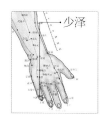

少泽

前谷　后溪

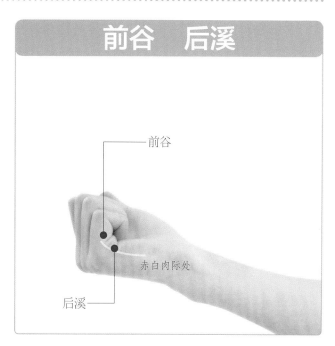

前谷

赤白肉际处

后溪

 取穴位置

前谷
在手尺侧，微握拳，当小指本节前的掌指横纹头赤白肉际。

后溪
在手掌尺侧，微握拳，当小指本节后的远侧掌指横纹头赤白肉际。

主治
前谷
①热病、头痛、目痛、鼻出血、耳鸣、咽喉肿痛。②产后无乳。
后溪
①头项强痛、腰背痛、落枕、手指及肘臂挛急。②目赤、耳聋、咽喉肿痛。③盗汗、疟疾。

腕骨　阳谷

腕骨为小肠经之原穴，"腕"指穴所在部位为手腕，此穴有舒筋活络之功。
阳谷是小肠经之经穴，位于腕横纹外侧端骨隙中，如处山谷而得名，此穴具有明目安神、通经活络之功效。

腕骨

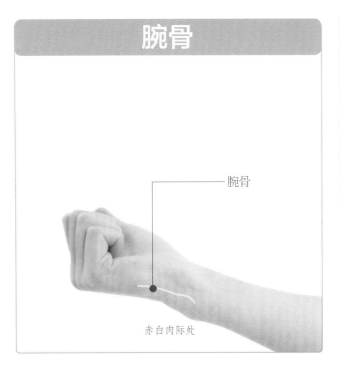

赤白肉际处

取穴位置 在手掌尺侧，当第5掌骨基底与钩骨之间凹陷处，赤白肉际。

主治 ①指挛腕痛、头项强痛。②耳鸣、目翳。③黄疸、消渴、热病、疟疾。

🌿 配伍治病

⚬ **黄疸：** 配阳陵泉、肝俞、胆俞。

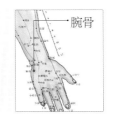

阳谷

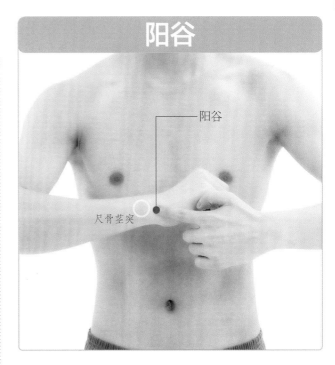

尺骨茎突

取穴位置 在手腕尺侧，当尺骨茎突与三角骨之间凹陷处。

主治 ①腕臂痛。②头痛、目眩、龋齿痛、耳鸣、耳聋。③热病、癫狂病。

🌿 配伍治病

⚬ **腕臂痛：** 配阳池。

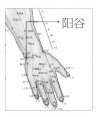

61

小海　肩贞

小海为小肠经之合穴，意指"气血至此，犹如水流入海"。此穴是人体保健的重要穴位之一，常用大拇指按揉可以调理小肠功能。肩贞在肩关节后下方，肩胛骨外侧缘，主治肩部病症。

小海

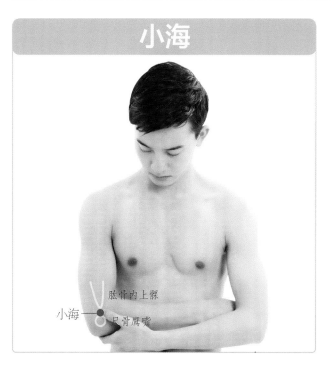

肱骨内上髁
小海
尺骨鹰嘴

取穴位置 微屈肘，在肘内侧，当尺骨鹰嘴与肱骨内上髁之间凹陷处。

主治 ①肘臂疼痛、上肢麻木。②头痛、癫痫。③耳鸣、耳聋。

配伍治病

◇ **肘臂疼痛：**配手三里。

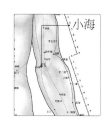

肩贞

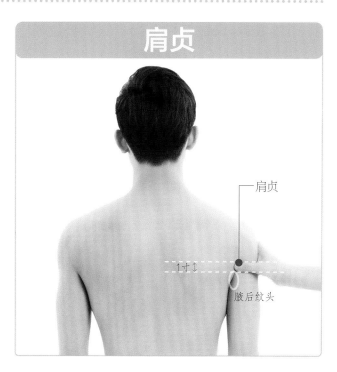

肩贞
1寸
腋后纹头

取穴位置 在肩关节后下方，臂内收时，腋后纹头上1寸（指寸）。

主治 肩背疼痛、手臂麻痛、瘰疬。

配伍治病

◇ **肩周炎：**配肩髃、肩髎。
◇ **上肢不遂：**配肩髎、曲池、肩井、手三里、合谷。

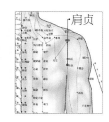

臑俞　天宗　秉风

臑俞、天宗、秉风三穴均在肩部后侧，其中前二者皆根据穴位所在部位命名，而秉风则因其主治肩痛而得名。此外，臑俞是手太阳小肠经、足太阳膀胱经、阳维脉与阳跷脉的交会穴。秉风是手三阳经与足少阳胆经的交会穴。

臑俞

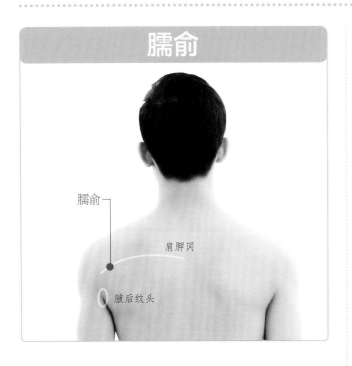

臑俞
肩胛冈
腋后纹头

天宗　秉风

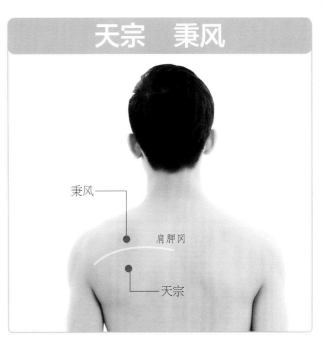

秉风
肩胛冈
天宗

取穴位置 在肩部，当腋后纹头直上，肩胛冈下缘凹陷中。

主治 ①肩臂疼痛、肩周炎。②瘰疬。

配伍治病

- **肩臂疼痛：**配肩髃、曲池。
- **瘰疬：**曲池透臑俞。

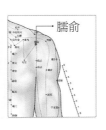
臑俞

取穴位置
天宗
在肩胛部，当冈下窝中央凹陷处，与第4胸椎相平。

秉风
在肩胛部，冈上窝中央，天宗直上，举臂有凹陷处。

主治
天宗
①肩胛疼痛。②咳喘、乳痈。

秉风
肩胛疼痛、手臂酸麻。

曲垣　肩外俞

曲垣在肩胛冈隆起处，穴处弯曲如城垣，故名。此穴主治肩胛痛。肩外俞位于肩胛骨上缘，是人体保健要穴，常按此穴不仅对肩项部疾病有奇效，还能治疗胸膜炎等症。

曲垣

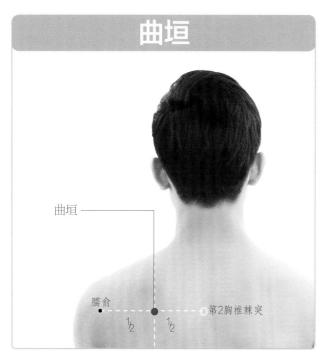

曲垣
臑俞　　第2胸椎棘突
½　½

取穴位置　在肩胛部，冈上窝内侧端，当臑俞与第2胸椎棘突连线的中点处。

主治　肩胛疼痛、项背疼痛。

🍃 配伍治病
💧 **肩胛疼痛：**配天宗、秉风。

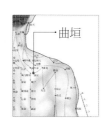
曲垣

肩外俞

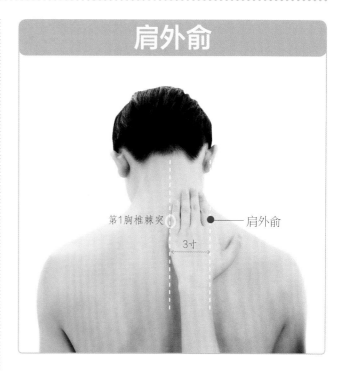

第1胸椎棘突　　肩外俞
3寸

取穴位置　在背部，当第1胸椎棘突下，旁开3寸。

主治　肩背疼痛、颈项强直。

🍃 配伍治病
💧 **肩背疼痛：**配肩中俞、大椎、列缺。

肩外俞

肩中俞　天窗　天容

肩中俞位于肩井与大椎连线的中点处，主治肩胛、内脏病症。天窗位于颈部外侧，主治耳聋无闻等病症。天容位于颈外侧，具有滋阴润喉的作用，每天按摩3～5分钟，咽喉疼痛即得缓解。

肩中俞

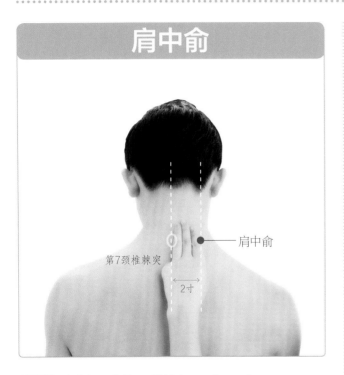

第7颈椎棘突

肩中俞

2寸

 取穴位置　在背部，当第7颈椎棘突下，旁开2寸。

 主治　①目视不明。②咳嗽、气喘、咳血。③肩背疼痛。

配伍治病

◌ **肩背疼痛：**配肩外俞、大椎。

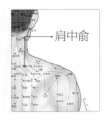

肩中俞

天窗　天容

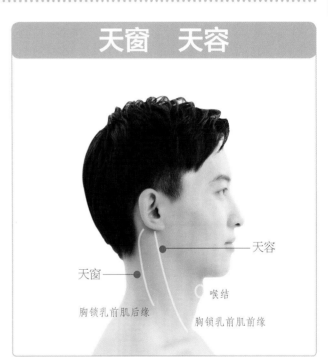

天容

天窗

喉结

胸锁乳前肌后缘

胸锁乳前肌前缘

取穴位置

天窗
在颈外侧部，胸锁乳突肌的后缘，扶突后，与喉结相平。

天容
在颈外侧部，当下颌角的后方，胸锁乳突肌的前缘凹陷中。

主治

天窗
①耳鸣、耳聋、咽喉肿痛、暴喑。②颈项强痛、颈瘿。

天容
①耳鸣耳聋、咽喉肿痛、扁桃体炎。②颈项肿痛。

颧髎　听宫

颧髎为手少阳与手太阳小肠经之交会穴，因穴在颧骨下凹陷中，故名。此穴有清热消肿、祛风镇痉之功效。听宫则是手足少阳经、手太阳经之交会穴，因对听力病症颇有疗效而得名。

颧髎

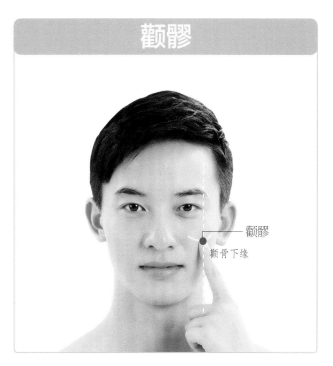

颧髎
颧骨下缘

 取穴位置　在面部，当目外眦直下，颧骨下缘凹陷处。

主治　①口眼歪斜、牙痛、颊肿、眼睑眴动。②三叉神经痛。

🌿 配伍治病

○ **口歪：**配地仓、颊车。

○ **齿痛：**配合谷。

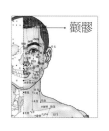
颧髎

听宫

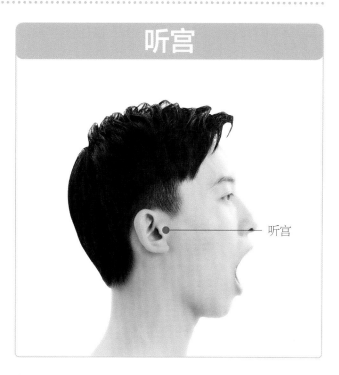

听宫

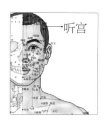 **取穴位置**　在面部，耳屏前，下颌骨髁状突的后方，张口时呈凹陷处。

主治　①耳鸣、耳聋、聤耳。②牙痛。③癫狂痫。

🌿 配伍治病

○ **耳鸣、耳聋：**配翳风、中渚。

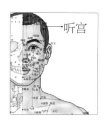
听宫

足太阳膀胱经

足太阳经六十七，睛明目内红肉藏，
攒竹眉冲与曲差，五处上寸半承光，
通天络却玉枕昂，天柱后际大筋外。
大杼背部第二行，风门肺俞阙阴四，
心俞督俞膈俞强，肝胆脾胃俱挨次，
三焦肾气海大肠，关元小肠到膀胱，
中膂白环详细量，自从大杼至白环，
各节节外寸半长。上髎次髎中复下，
一空二空腰髁当，会阳阴尾骨外取，
附分挟脊第三行，魄户膏肓与神堂，
譩譆膈关魂九门，阳纲意舍仍胃仓，
肓门志室胞肓续，二十椎下秩边场。
承扶臀横纹中央，殷门浮郄到委阳，
昆仑仆参连伸脉，金门京骨束骨忙，
通谷至阴小指旁。

睛明　攒竹

睛明是膀胱经之首穴，膀胱经之气血由此提供于眼睛，使眼睛明亮，故名。攒竹位于眉头，因人之眉毛聚结直立而似竹，故名。此二穴是重要的眼睛保健穴位，学生眼保健操中就有按此二穴的相关步骤。

睛明

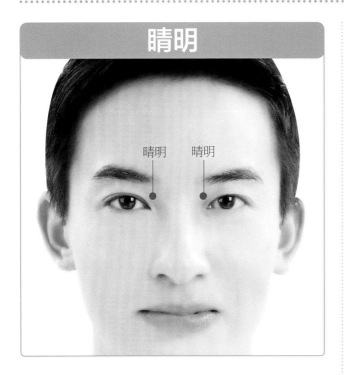

晴明　晴明

 取穴位置　在面部，目内眦角稍上方凹陷处。

主治　①近视、目赤肿痛、目视不明、迎风流泪、夜盲、色盲、目翳。②急性腰痛。

🌸 **配伍治病**

○ **目视不明**：配球后、光明。

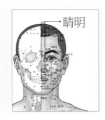
晴明

攒竹

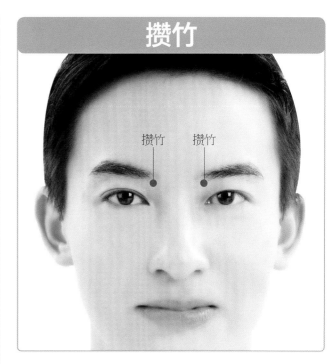

攒竹　攒竹

 取穴位置　取穴时可正坐或仰卧，当眉头凹陷中，眶上切迹处。

主治　①头痛、眉棱骨痛。②目视不明、目赤肿痛、眼睑瞤动、迎风流泪、眼睑下垂。③口眼歪斜、面痛。④急性腰痛。

🌸 **配伍治病**

○ **口眼歪斜**：配阳白。
○ **眼睑下垂**：透鱼腰或丝竹空。

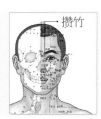
攒竹

眉冲　曲差

当眼眉运动时，额部肌肉可以冲到眉冲穴，故名，此穴主治头晕目眩。曲差因从眉冲之旁错出来，别走神庭旁1.5寸而得名，此穴主治头痛、鼻塞。

眉冲

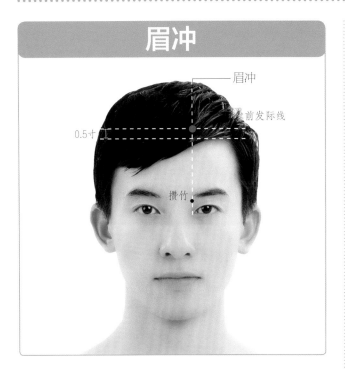

取穴位置　在头部，当攒竹直上入发际0.5寸，神庭与曲池连线之间。

主治　①头痛、眩晕、鼻塞。②癫痫。

🍃 **配伍治病**
 💧 **头痛**：配太阳。

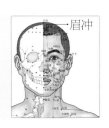

曲差

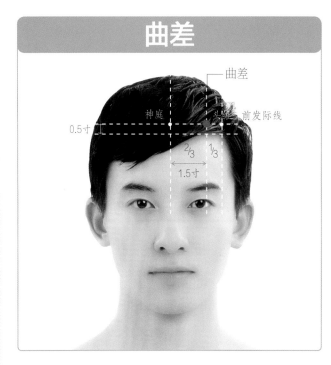

取穴位置　在头部，当前发际正中直上0.5寸，旁开1.5寸，即神庭与头维连线的内1/3与中1/3交点上。

主治　①头痛目眩、目视不明。②鼻塞、鼻出血。

🍃 **配伍治病**
 💧 **头痛、鼻塞**：配合谷。

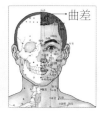

五处　承光

五处位于头部，按摩此穴，能缓解过度劳累造成的头晕眼花、视物不明等症状。承光主治青盲、目视不明等，使眼睛重新接受光明，故名。按摩此穴还能放松身心、缓解疲劳。

五处

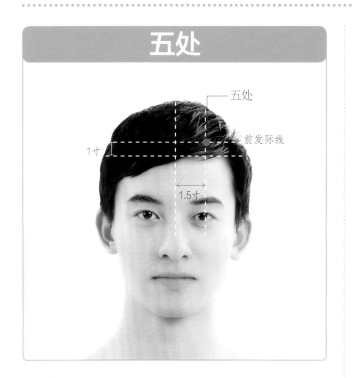

五处
前发际线
1寸
1.5寸

取穴位置　在头部，当前发际正中直上1寸，旁开1.5寸。

主治　①头痛、目眩、目视不明。②痫证。

 配伍治病

 头痛、目眩：配合谷、太冲。

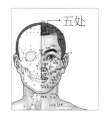
五处

承光

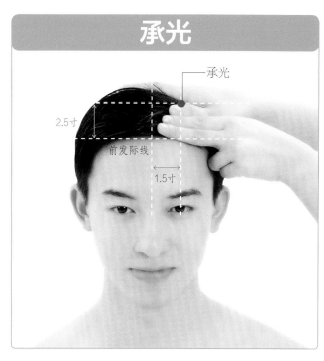

承光
2.5寸
前发际线
1.5寸

取穴位置　在头部，当前发际正中直上2.5寸，旁开1.5寸。

主治　①头痛、烦心、癫痫。②目眩、目视不明、鼻塞。

配伍治病

头痛：配百会。

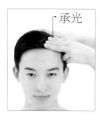
承光

通天　络却

通天在承光之后，与鼻子通气相关，主治鼻塞、鼻炎等病症。按摩此穴还可以促进头皮血液循环，防止脱发。络却的"络"指联络，"却"指返回，意指气血在此穴由脑返回经脉。

通天

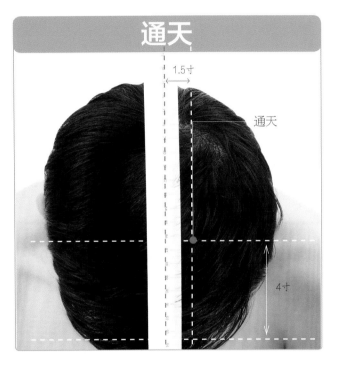

1.5寸

通天

4寸

取穴位置 在头部，当前发际正中直上4寸，旁开1.5寸。

 主治 ①鼻渊、鼻出血。②头痛、眩晕。

 配伍治病

◇ **鼻疾：** 配迎香、合谷。

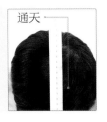

通天

络却

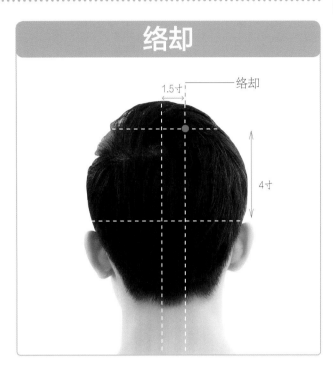

1.5寸　络却

4寸

取穴位置 在头部，当前发际正中直上5.5寸，旁开1.5寸；或两耳尖连线上4寸，正中线旁开1.5寸即是。

主治 ①耳鸣、鼻塞、目视不明。②头晕、癫狂痫。

配伍治病

◇ **头晕：** 配风池。

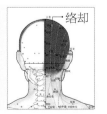

络却

玉枕　天柱

玉枕位于头后部，因穴在枕骨两旁而得名。天柱位于颈部斜方肌起始处，支撑头颅，象征擎天之柱，因而得名，此穴是治疗头部、颈部、脊椎等疾病的必选穴位之一。

玉枕

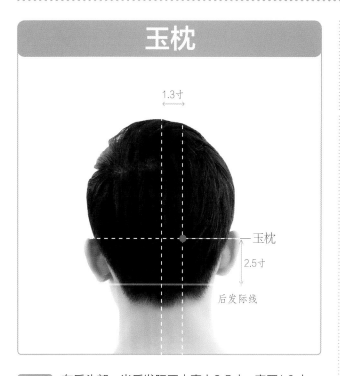

1.3寸

玉枕

2.5寸

后发际线

取穴位置　在后头部，当后发际正中直上2.5寸，旁开1.3寸，平枕外隆凸上缘的凹陷处。

主治　①头项痛。②目痛、目视不明、鼻塞。

🌿 **配伍治病**

○ **头项痛**：配大椎。

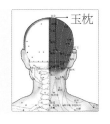

玉枕

天柱

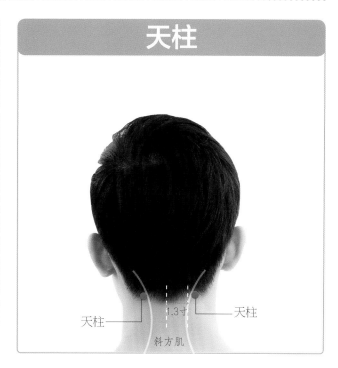

天柱 —— 1.3寸 —— 天柱

斜方肌

取穴位置　在项部，大筋（斜方肌）外缘之后发际凹陷中，约当后发际正中旁开1.3寸。

主治　①头痛、眩晕。②项强、肩背痛。③目赤肿痛、目视不明、鼻塞。

🌿 **配伍治病**

○ **头痛、项强**：配大椎。

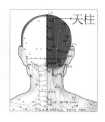

天柱

大杼　风门

大杼为手太阳小肠经、足太阳膀胱经交会穴，八会穴之骨会，穴位在背部第1胸椎旁，主治骨病。风门在大杼上方，是足太阳膀胱经与督脉交会穴。此二穴不宜深刺，以免伤及内部重要脏器。

大杼

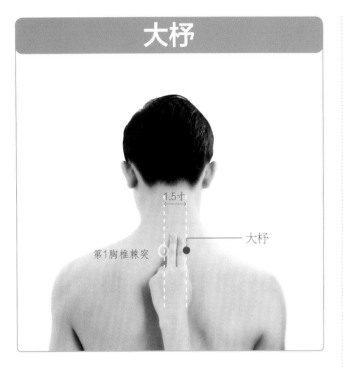

第1胸椎棘突　1.5寸　大杼

取穴位置 在背部，当第1胸椎棘突下，旁开1.5寸。

主治 ①头痛、肩背痛。②咳嗽、发热。

🌿 配伍治病
- 肩背痛：配肩中俞、肩外俞。

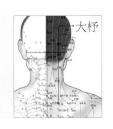

风门

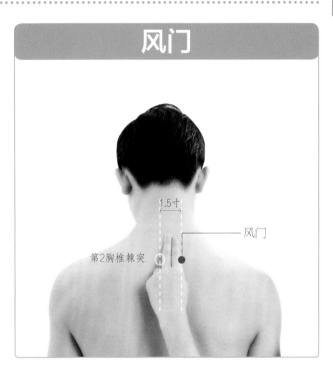

第2胸椎棘突　1.5寸　风门

取穴位置 在背部，当第2胸椎棘突下，旁开1.5寸。

主治 ①伤风、咳嗽气喘、发热。②头痛、项强、胸背痛。③痤疮。

🌿 配伍治病
- 咳嗽气喘：配肺俞、大椎。
- 痤疮：配合谷、曲池、血海。

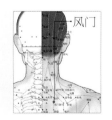

73

肺俞　厥阴俞

肺俞在肺脏近旁，意指肺脏经气由此外输膀胱经，此穴主治肺疾及呼吸道疾病，能有效止咳。厥阴俞在肺俞下方，为背俞穴，此穴为手厥阴心包经之气血转输之处。

肺俞

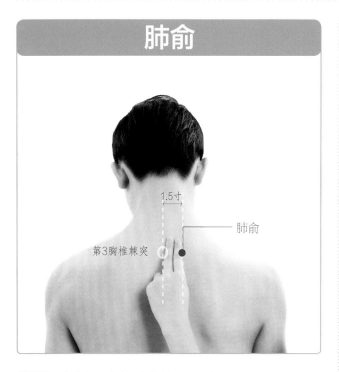

1.5寸
第3胸椎棘突
肺俞

 取穴位置　在背部，当第3胸椎棘突下，旁开1.5寸。

主治　①咳嗽气喘、咳血、鼻塞。②骨蒸潮热、盗汗。③皮肤瘙痒、瘾疹。

🍃 配伍治病

◊ **咳嗽：** 配风门、定喘。

◊ **鼻疾：** 配合谷、迎香。

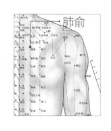

厥阴俞

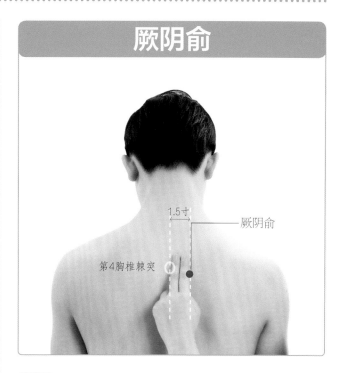

1.5寸
第4胸椎棘突
厥阴俞

取穴位置　在背部，当第4胸椎棘突下，旁开1.5寸。

主治　①心痛、心悸。②咳嗽、胸满。③呕吐。

🍃 配伍治病

◊ **心痛、心悸：** 配内关。

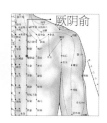

心俞　督俞

心俞是重要的背俞穴之一，因穴位临近心脏，为心经气血转输膀胱经之处而得名。督俞为督脉之阳气转输膀胱经之处，穴在心俞下方，有理气止痛、强心通脉之功效。

心俞

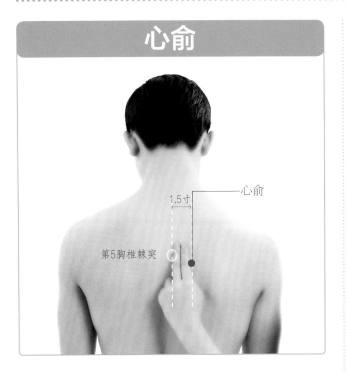

第5胸椎棘突
1.5寸
心俞

取穴位置 在背部，当第5胸椎棘突下，旁开1.5寸。

主治 ①心痛、心悸、心烦、失眠、健忘、梦遗。②咳嗽、盗汗、吐血。

 配伍治病

◊ **心痛、惊悸：** 配巨阙、内关。

◊ **失眠、健忘：** 配内关、神门。

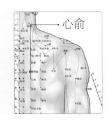
心俞

督俞

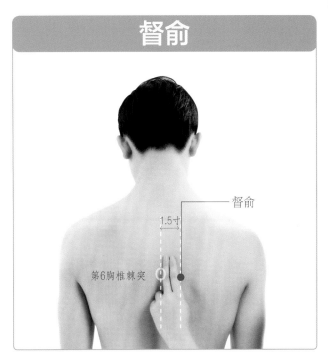

第6胸椎棘突
1.5寸
督俞

取穴位置 在背部，当第6胸椎棘突下，旁开1.5寸。

主治 ①心痛、胸闷、气喘。②腹痛、腹胀、胃痛、呃逆。

配伍治病

◊ **心痛、胸闷：** 配内关。

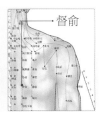
督俞

膈俞　肝俞

膈俞因穴位近膈肌而得名，此穴为八会穴之血会，可以用指压的方式促进血液循环，从而唤醒各个脏腑。肝俞靠近肝脏，是不可缺少的养生要穴，按摩此穴能补养肝阴。

膈俞

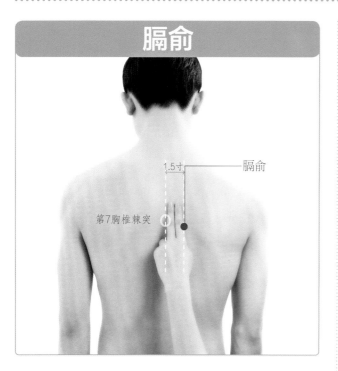

1.5寸
膈俞
第7胸椎棘突

取穴位置 在背部，当第7胸椎棘突下，旁开1.5寸。

主治 ①胃脘痛、呕吐、呃逆、饮食不下、吐血。②咳嗽气喘、潮热盗汗。③瘾疹、贫血。

 配伍治病

- 呕吐、呃逆：配内关、足三里。
- 贫血：配足三里、三阴交、膏肓。

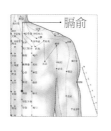
膈俞

肝俞

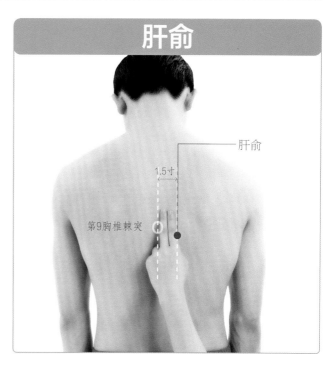

肝俞
1.5寸
第9胸椎棘突

取穴位置 在背部，当第9胸椎棘突下，旁开1.5寸。

主治 ①黄疸、胁痛、脊背痛。②目赤、目视不明、夜盲。③眩晕、癫狂痫。④吐血。

配伍治病

- 胁痛：配支沟、阳陵泉。
- 目眩：配太冲。

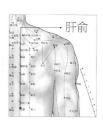
肝俞

胆俞　脾俞

胆俞在胆腑近旁，为胆腑气血转输膀胱经之处。此穴也是本经背俞穴之一，拍打此穴可辅助治疗胆囊炎、口苦、胁痛等病症。脾俞穴为脾气转输膀胱经之处，按摩此穴可健脾助运、益气生血。

胆俞

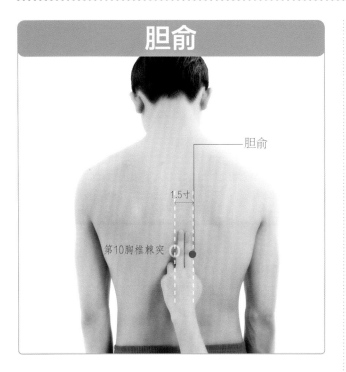

胆俞

1.5寸

第10胸椎棘突

取穴位置　在背部，当第10胸椎棘突下，旁开1.5寸。

主治　①黄疸、口苦、呕吐、饮食不化、呕吐、胁肋痛。②肺痨、潮热。

🌿 **配伍治病**

⚬ **胆道疾病：**配阳陵泉、太冲。

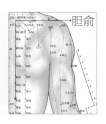

脾俞

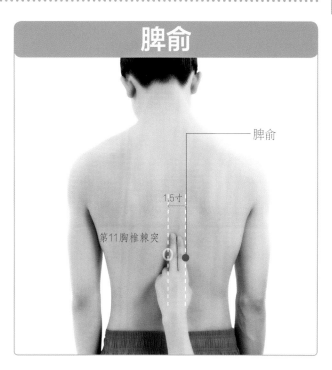

脾俞

1.5寸

第11胸椎棘突

取穴位置　在背部，当第11胸椎棘突下，旁开1.5寸。

主治　①背痛、腹胀、呕吐、泄泻、便血、纳呆、便秘、完谷不化。②水肿、黄疸。

🌿 **配伍治病**

⚬ **腹泻、便秘：**配足三里。

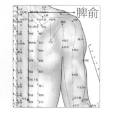

胃俞 三焦俞

胃俞为胃经经气转输膀胱经之处，位于胃部，按摩此穴可增强胃的功能，从而让身体更好地消化吸收食物。三焦俞为手少阳三焦经之气血转输膀胱经之处。

胃俞

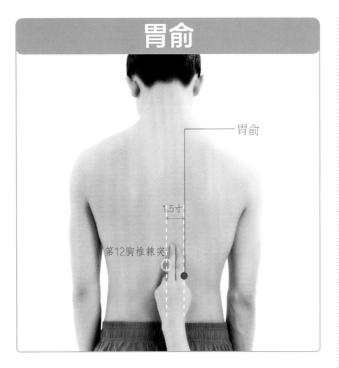

1.5寸
第12胸椎棘突
胃俞

取穴位置 在背部，当第12胸椎棘突下，旁开1.5寸。

主治 ①胃脘痛、呕吐、腹胀、肠鸣。②胸胁痛。

 配伍治病

◇ **胃病：**配中脘、梁丘。

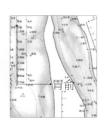
胃俞

三焦俞

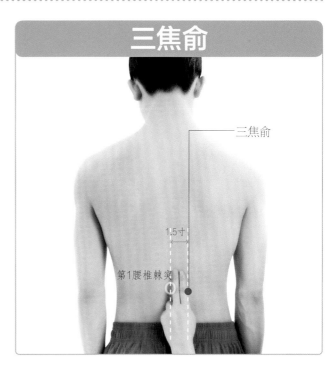

1.5寸
第1腰椎棘突
三焦俞

取穴位置 在腰部，当第1腰椎棘突下，旁开1.5寸。

主治 ①水肿、小便不利。②腹胀、肠鸣、泄泻、痢疾。③腰脊强痛。

配伍治病

◇ **腹胀、肠鸣：**配气海、足三里。

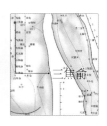
三焦俞

肾俞　气海俞

肾俞近肾脏，为肾经气血转输膀胱经之处。此穴有强肾的作用，从事脑力劳动而又少运动的人多按摩肾俞，能缓解无力、疲劳等不适感。气海俞在脐下气海近旁，为元气转输之处。

肾俞

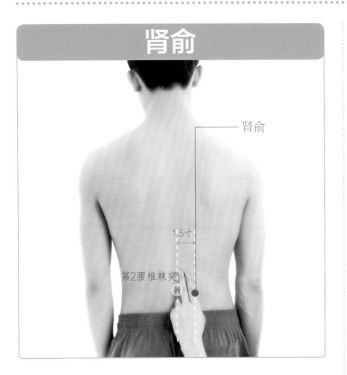

肾俞

1.5寸

第2腰椎棘突

 取穴位置 在腰部，当第2腰椎棘突下，旁开1.5寸。

主治 ①腰痛、遗精、阳痿、月经不调、带下、遗尿、小便不利、水肿。②耳鸣、耳聋。③咳喘少气。

🖐 配伍治病

🌢 **月经不调**：配太溪、三阴交。

🌢 **耳鸣、耳聋**：配翳风、耳门。

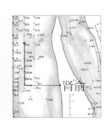

气海俞

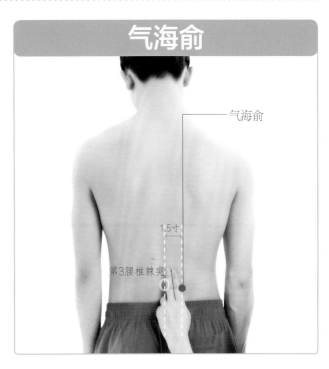

气海俞

1.5寸

第3腰椎棘突

 取穴位置 在腰部，当第3腰椎棘突下，旁开1.5寸。

主治 ①腰痛、痛经。②腹胀、肠鸣、痔疮。

🖐 配伍治病

🌢 **腹胀、肠鸣**：配足三里、天枢。

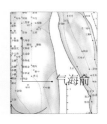

大肠俞　关元俞　小肠俞

大肠俞为大肠腑中的经血外输膀胱经之处，此穴有理气降逆、调和肠胃的功效。关元俞与脐下关元相对应，是关元之气血外输膀胱经之处。小肠俞意指小肠腑之气血由此外输膀胱经。

大肠俞

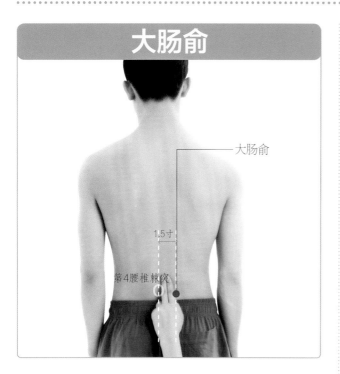

大肠俞
1.5寸
第4腰椎棘突

 取穴位置　在腰部，当第4腰椎棘突下，旁开1.5寸。

 主治　①腰痛。②腹胀、泄泻、便秘、痢疾、痔疾。

🍃 配伍治病

○ **便秘：** 配气海、足三里、支沟。

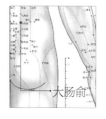

大肠俞

关元俞　小肠俞

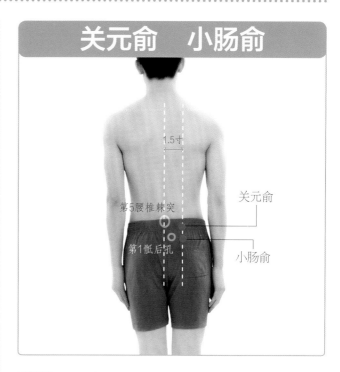

1.5寸
第5腰椎棘突
关元俞
第1骶后孔
小肠俞

 取穴位置

关元俞

在腰部，当第5腰椎棘突下，旁开1.5寸。

小肠俞

在骶部，当骶正中嵴旁1.5寸，平第1骶后孔。

 主治

关元俞

①腰痛。②腹胀、泄泻、小便不利或频数、遗尿。③消渴。

小肠俞

①遗精、遗尿、尿血、带下、疝气。②腹痛、泄泻、痢疾。③腰腿痛。

膀胱俞 中膂俞 白环俞

膀胱俞是膀胱内气血转输之处，位于骶骨处。针刺此穴，对膀胱功能有明显调节作用。中膂俞位于脊柱旁的肌肉中，可辅助治疗糖尿病。白环俞能调理妇科疾病，也是人体腰部按摩减肥的常用穴位。

膀胱俞 中膂俞

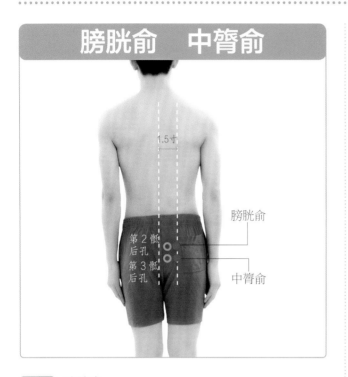

1.5寸

第2骶后孔
第3骶后孔

膀胱俞

中膂俞

白环俞

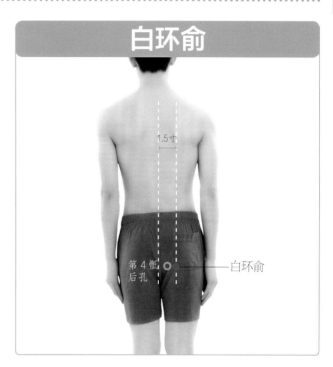

1.5寸

第4骶后孔 ——白环俞

取穴位置

膀胱俞

在骶部，当骶正中嵴旁1.5寸，平第2骶后孔。

中膂俞

在骶部，当骶正中嵴旁1.5寸，平第3骶后孔。

主治

膀胱俞

①小便不利、尿频、遗尿、遗精。②泄泻、便秘。③腰脊强痛。

中膂俞

①泄泻、痢疾、疝气。②腰脊强痛。

取穴位置

在骶部，当骶正中嵴旁1.5寸，平第4骶后孔。

主治

①带下、月经不调、遗尿、疝气、遗精。②腰骶疼痛。

🍃 配伍治病

◊ 遗尿、月经不调：配三阴交、肾俞。

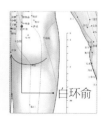

白环俞

上髎 次髎 中髎 下髎

髎为骨之郄，上髎在骶骨下第一空，次髎在骶骨下第二空，中髎在骶骨下第三空，下髎在骶骨下第四空。此四穴均为治疗泌尿、生殖系统疾病的常用穴位。

上髎　次髎

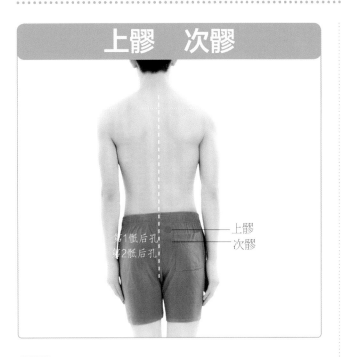

第1骶后孔
第2骶后孔
上髎
次髎

 取穴位置

上髎

在骶部，当髂后上棘与后正中线之间，适对第1骶后孔处。

次髎

在骶部，当髂后上棘内下方，适对第2骶后孔处。

主治

上髎

①月经不调、带下、遗精、阳痿、阴挺、小便不利。②腰脊痛。

次髎

①月经不调、痛经、带下、小便不利、遗精。②腰痛、下肢痿痹。

中髎　下髎

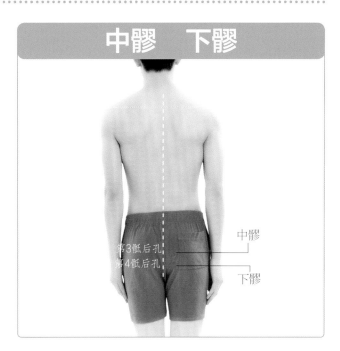

第3骶后孔
第4骶后孔
中髎
下髎

取穴位置

中髎

在骶部，当次髎下内方，适对第3骶后孔处。

下髎

在骶部，当中髎下内方，适对第4骶后孔处。

主治

中髎

①月经不调、带下、小便不利。②便秘、泄泻。

下髎

①小便不利、带下、痛经。②小腹痛、腰骶痛。

会阳　承扶　殷门

会阳位于骶部，意指膀胱经经气在此与督脉阳气交会。承扶位于臀部横纹线中央下方，以承受人体体重而得名。殷门位于大腿后侧正中，具有治疗腰背疼痛及腰椎间盘突出症之功效。

会阳　承扶

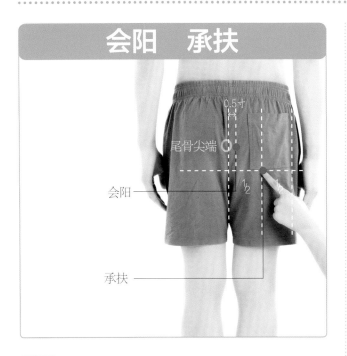

殷门

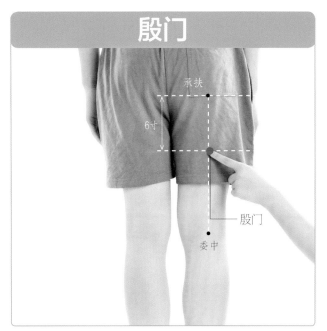

取穴位置 会阳

在骶部，尾骨尖端旁开0.5寸。

承扶

在大腿后面，臀下横纹的中点。

主治 会阳

①泄泻、痢疾、痔疾。②阳痿、带下。

承扶

①腰腿痛、下肢瘫痪。②痔疾。

取穴位置 在大腿后面，承扶与委中的连线上，承扶下6寸。

主治 腰腿痛、下肢痿痹。

🌿 **配伍治病**

◇ **腰痛：**配大肠俞。

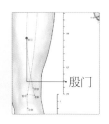

浮郄　委阳

浮郄位于腘横纹外侧，腘弯处成郄，"浮"指在其上方。按摩此穴，能舒活筋骨，缓解多种疾病。委阳为三焦下合穴，因位于委中外侧而得名。

浮郄

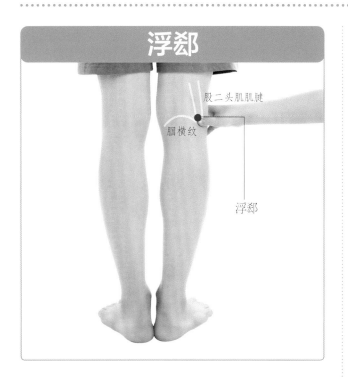

取穴位置　在腘横纹外侧端，委阳上1寸，股二头肌肌腱的内侧。

主治　①腘筋挛急、臀股麻木疼痛、下肢痿痹。②便秘。

🖐 配伍治病

○ **下肢痿痹：** 配承山。

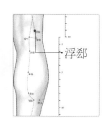

委阳

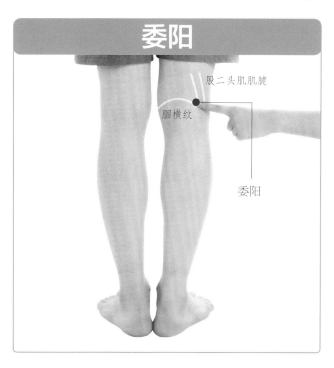

取穴位置　在腘横纹外侧端，当股二头肌肌腱的内侧。

主治　①腹满、小便不利、水肿。②腰脊强痛、下肢挛痛。

🖐 配伍治病

○ **小便不利：** 配三焦俞、肾俞。

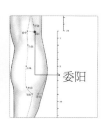

委中　附分

委中为膀胱经下合穴，位于腘窝中央，取穴时身体必须委而屈之，故名。此穴是治疗腰背疼痛之要穴，有舒筋活络、清热解毒的作用。附分为手太阳小肠经、足太阳膀胱经之交会穴，主治颈肩酸痛。

委中

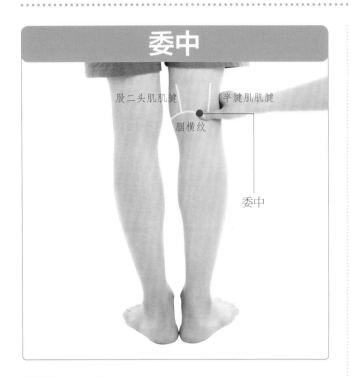

股二头肌肌腱　半腱肌肌腱
腘横纹
委中

取穴位置	在腘横纹中点，当股二头肌肌腱与半腱肌肌腱的中间。
主治	①腹痛、吐泻、小便不利、遗尿。②腰痛、下肢痿痹。③丹毒、瘾疹、皮肤瘙痒、疔疮。

🔥 配伍治病

🔹 腰痛：配大肠俞。

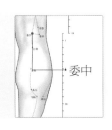

委中

附分

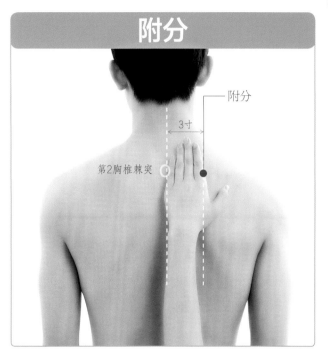

附分
3寸
第2胸椎棘突

取穴位置	在背部，当第2胸椎棘突下，旁开3寸。
主治	颈项强痛、肩背拘急、肘臂麻木。

🔥 配伍治病

🔹 颈项强痛：配大椎。

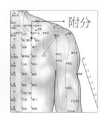

附分

魄户　膏肓

魄户因在肺俞旁而得名，有止咳平喘化痰、理气降逆、舒筋活络之功效。
膏肓中的"膏"指心下部分，"肓"指心脏和横膈膜之间，此穴有"百病无所不疗"之特征，经常按摩、针灸可起到防病强身之效。

魄户

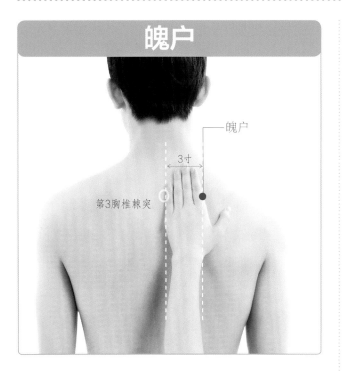

第3胸椎棘突

3寸

魄户

取穴位置 在背部，当第3胸椎棘突下，旁开3寸。

主治 ①咳嗽、气喘、肺痨、咳血。②肩背痛、项强。

🌼 配伍治病

🌢 **咳喘：** 配天突、膻中。

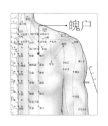

膏肓

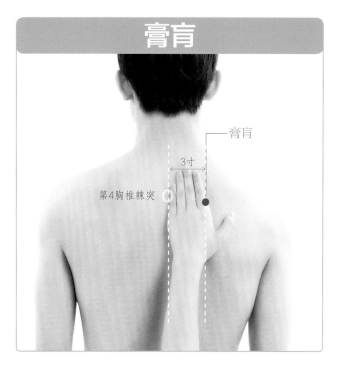

第4胸椎棘突

3寸

膏肓

取穴位置 在背部，当第4胸椎棘突下，旁开3寸。

主治 ①咳嗽气喘、盗汗、肺痨。②健忘、遗精。③羸瘦、虚劳。

🌼 配伍治病

🌢 **咳喘：** 配尺泽、肺俞。

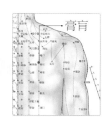

神堂　譩譆

神堂中的"神"，是指心神、心气；"堂"，古指宫室的前面部分，前为堂、后为室，堂为阳、室为阴。此穴位于心俞旁，意指心室的阳热之气由此上输膀胱经。譩譆穴之"譩譆"，指取穴时病者呼出的声音。

神堂

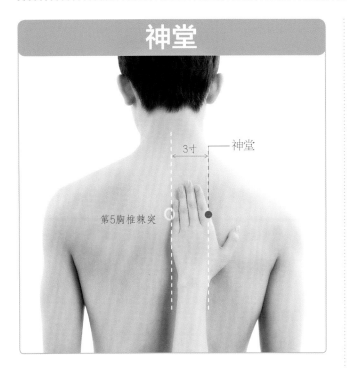

第5胸椎棘突　　3寸　　神堂

譩譆

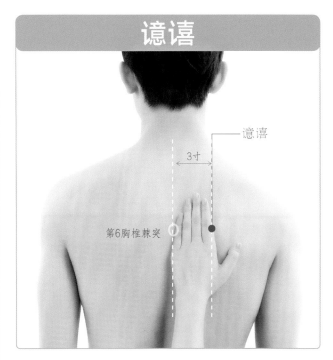

第6胸椎棘突　　3寸　　譩譆

 取穴位置　在背部，当第5胸椎棘突下，旁开3寸。

 主治　①咳嗽、气喘、胸闷、背痛。②心痛、心悸。

 取穴位置　在背部，当第6胸椎棘突下，旁开3寸。

主治　①咳嗽、气喘。②疟疾、热病。③肩背痛。

 🌿 **配伍治病**

◇胸闷：配膻中。

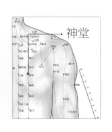

神堂

🌿 **配伍治病**

◇肩背痛：配大椎、肩外俞。

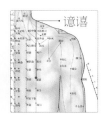

譩譆

胃仓　肓门

胃仓与胃俞相对应，而胃为仓廪之关，故名，此穴是养胃强身之要穴。肓门
在三焦俞旁，意指气出于三焦，着于肓膜，是三焦之气的转输门户。

胃仓

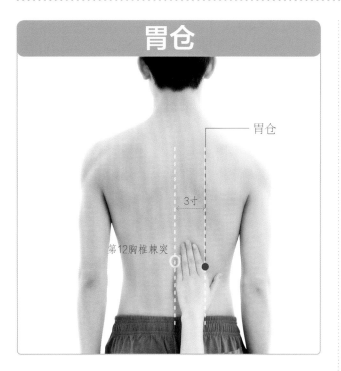

胃仓

3寸

第12胸椎棘突

 取穴位置 在背部，当第12胸椎棘突下，旁开3寸。

 主治 ①胃脘痛、腹胀、肠鸣、小儿食积、水肿。②背脊痛。

🔥 **配伍治病**

◇ **胃痛：** 配足三里。

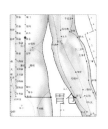

胃仓

肓门

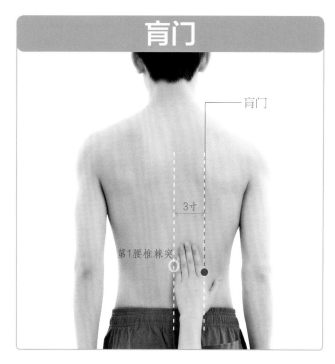

肓门

3寸

第1腰椎棘突

 取穴位置 在腰部，当第1腰椎棘突下，旁开3寸。

 主治 ①腹痛、腹中痞块、便秘。②妇人乳疾。

🔥 **配伍治病**

◇ **便秘：** 配气海、天枢。

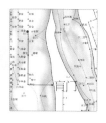

肓门

承筋　承山

承筋位于腓肠肌中，意指承受其上部分位置的主要筋肉，故名。承山位于腓肠肌肌腹下端凹陷处，此处形若山谷，故名。

承筋

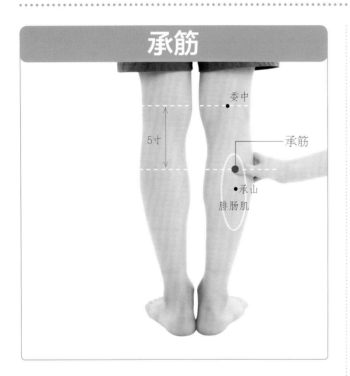

委中

5寸

承筋

承山

腓肠肌

 取穴位置 在小腿后面，当委中与承山的连线上，腓肠肌肌腹中央，委中下5寸。

 主治 ①痔疾、便秘。②腰腿拘急疼痛、下肢挛痛。

 配伍治病

◦ **下肢挛痛：** 配委中。

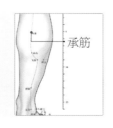
承筋

承山

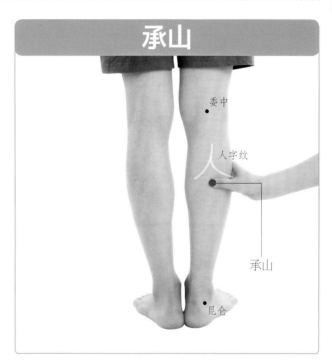

委中

人字纹

承山

昆仑

 取穴位置 在小腿后面正中，委中与昆仑之间，当伸直小腿或足跟上提时，腓肠肌肌腹下出现尖角凹陷处。

 主治 ①下肢转筋、腰腿拘急疼痛、脚气。②痔疾、便秘。

 配伍治病

◦ **痔疮：** 配大肠俞。

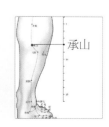
承山

飞扬　跗阳

飞扬为膀胱经之络穴，意指膀胱经气从此迅速别走足少阴肾经，此穴主治癫狂恍惚、魂魄飞扬之疾病。跗阳为阳跷脉郄穴，在小腿外侧，近脚背位置。

飞扬

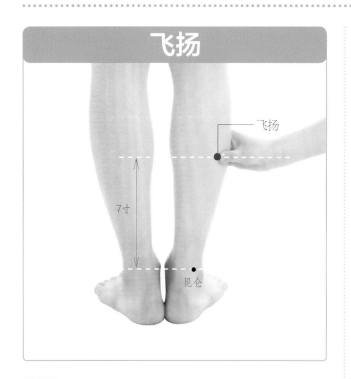

飞扬

7寸

昆仑

| 取穴位置 | 在小腿后面，当外踝后，昆仑直上7寸，承山外下方1寸处。 |

| 主治 | ①头痛、目眩、鼻塞、鼻衄。②腰背痛、腿软无力。③痔疾。 |

🌸 配伍治病

◇ **腿痛：** 配委中。

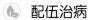
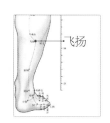

跗阳

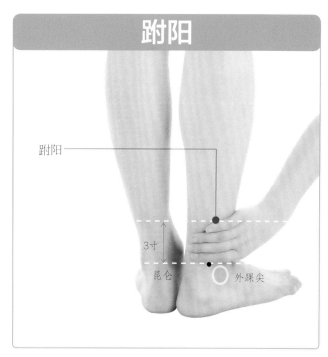

跗阳

3寸

昆仑　外踝尖

| 取穴位置 | 在小腿后面，外踝后，昆仑直上3寸。 |

| 主治 | ①头痛、头重、落枕。②腰腿痛、下肢痿痹、踝部肿痛、急性腰扭伤。 |

🌸 配伍治病

◇ **落枕：** 点按跗阳。

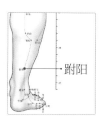

昆仑 仆参

昆仑为膀胱经之经穴，位于外踝尖与脚跟相连线的中央点，有清热安神、舒筋活络之功效。仆参在足跟骨下凹陷中，古时仆人参见主人，屈膝下跪时足跟显露，而手臂下垂处正是此穴，故名。

昆仑

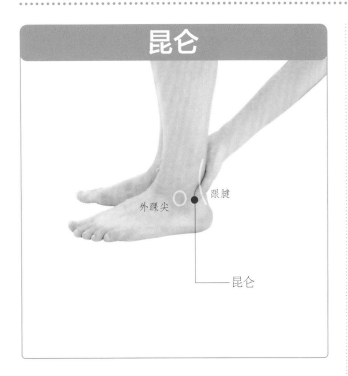

仆参

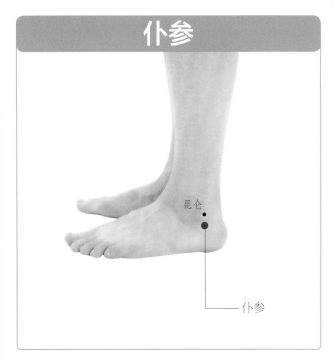

 取穴位置 在足部外踝后方，当外踝尖与跟腱之间凹陷处。

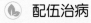 **主治** ①头痛、项强、目眩、鼻衄。②腰痛、足跟肿痛。③难产、癫痫。

 取穴位置 在足外侧部，外踝后下方，昆仑直下，跟骨外侧，赤白肉际处。

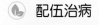 **主治** ①足跟痛、下肢痿痹。②癫痫。

🌿 配伍治病

◇ **头痛、目眩：** 配风池。

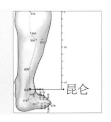

🌿 配伍治病

◇ **足跟痛：** 配太溪。

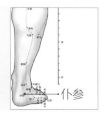

京骨　束骨

京骨为膀胱经之原穴，因在足外侧大骨（又叫"京骨"）下而得名。束骨为膀胱经之输穴，因在足小趾（又叫"束骨"）本节后而得名。

京骨

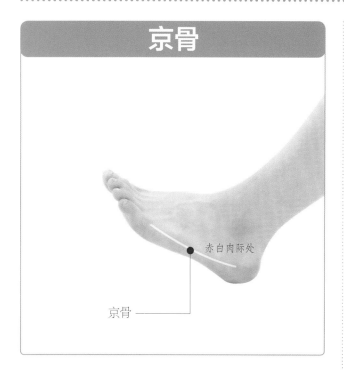

赤白肉际处

京骨

取穴位置 在足外侧，第5跖骨粗隆下方，赤白肉际处。

主治 ①头痛、项强、目翳、癫痫。②腰腿痛。

🌿 **配伍治病**

◇ **头痛：**配百会、太冲。

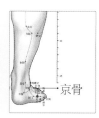

束骨

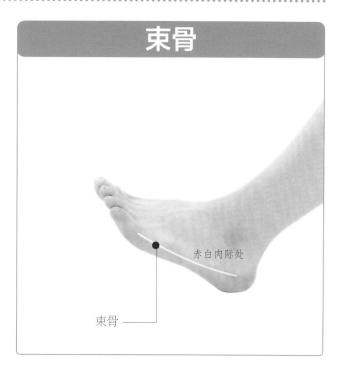

赤白肉际处

束骨

取穴位置 在足外侧，足小趾本节（第5跖趾关节）的后方，赤白肉际处。

主治 ①头痛、项强、目眩、鼻衄。②癫狂。③腰背痛、下肢后侧痛。

🌿 **配伍治病**

◇ **头痛：**配太冲、肾俞。

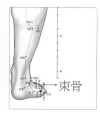

足少阴肾经

足掌心中是涌泉，然谷内踝一寸前，
太溪踝后跟骨上，大钟跟后踵中边，
水泉溪下一寸觅，照海踝下四分真，
复溜踝后上二寸，交信后上二寸联，
二穴只隔筋前后，太阴之后少阴前，
筑宾内踝上腨分，阴谷膝下曲膝间。
横骨大赫并气穴，四满中注亦相连，
五穴上行皆一寸，中行旁开五分边，
肓俞上行亦一寸，但在脐旁半寸间，
商曲石关阴都穴，通谷幽门五穴联，
五穴上下一寸取，各开中行五分前，
步廊神封灵墟穴，神藏彧中俞府安，
上行寸六旁二寸，俞府璇玑二寸观。

涌泉　然谷

涌泉是肾经之井穴，位于足心，为脉气所出之处。此穴号称"长寿穴"，经常按摩能填精益髓、补肾壮阳、强筋壮骨。然谷为肾经之荥穴，在中医上，舟骨粗隆部又叫"然骨"，此穴因位于其下方凹陷中而得名。

涌泉

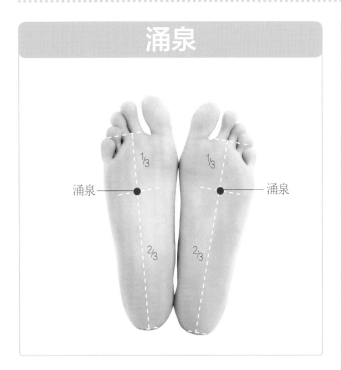

取穴位置 在足底部，卷足时足前部凹陷处，约当足底第2、3趾趾缝纹头端与足跟连线的前1/3与后2/3交点上。

主治 ①头项痛、眩晕、癫狂、小儿惊风。②咽喉肿痛、舌干、失音。③小便不利、便秘。④足心热。

🖐 配伍治病

○ **癫痫：** 配水沟、照海。

○ **头项痛：** 配太冲、百会。

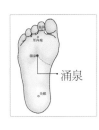

然谷

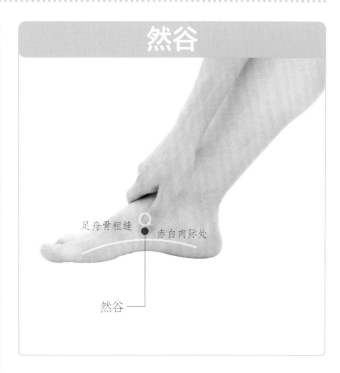

取穴位置 在足内侧缘，足舟骨粗隆下方，赤白肉际。

主治 ①月经不调、阴挺、阴痒、遗精、带下、小便不利。②消渴、泄泻、热病心烦、多汗、小儿脐风、足寒。③喉痹、咽喉肿痛、咳血、口噤。

🖐 配伍治病

○ **热病心烦、足寒、多汗：** 配太溪。

○ **喉痹：** 配涌泉。

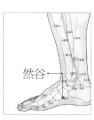

太溪　大钟

太溪为肾经之原穴，位于脚的内踝与跟腱之间的凹陷处，在双足双侧对称。常按此穴，可养护肾脏。大钟在足跟后踵中，为足少阴大络别注之处。此穴有益肾平喘、调理二便之功效。

太溪

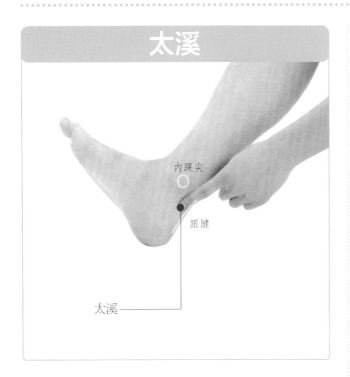

取穴位置 在足内侧，内踝后方，当内踝尖与跟腱之间凹陷处。

主治 ①月经不调、遗精、阳痿、小便频数、消渴、泄泻。②头痛、目眩、耳聋耳鸣、咽喉肿痛、咳喘、失眠、心痛。

🌿 配伍治病

◇ **心痛如锥刺：** 配支沟、然谷。

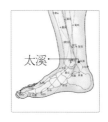

大钟

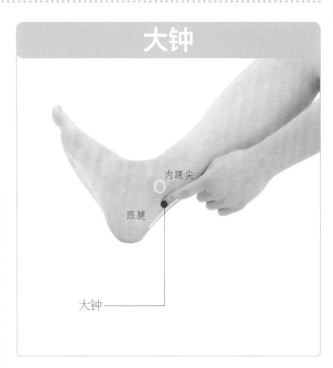

取穴位置 在足内侧，内踝后下方，当跟腱附着部的内侧前方凹陷处。

主治 ①癃闭、遗尿、便秘。②咳血、气喘、咽痛。③痴呆、嗜卧、失眠。④足跟痛、腰痛。

🌿 配伍治病

◇ **心肾不交之心悸、失眠：** 配太溪、神门。

◇ **虚火上炎之咽痛：** 配鱼际。

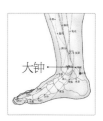

水泉　照海

水泉为肾经之郄穴，是肾之气血深聚之处。此穴主治"月水不来而多闭"，针刺此穴可使月水复行，故名水泉。照海为八脉交会穴，通阴跷脉，此穴有滋肾清热、通调三焦之功效。

水泉

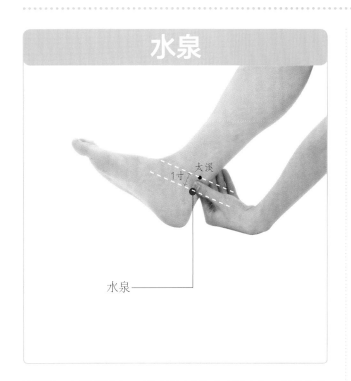

取穴位置 内踝后下方，当太溪直下1寸（指寸），跟骨结节的内侧凹陷处。

主治 ①月经不调、痛经、阴挺。②小便不利、腹痛。③肾结石

🌿 配伍治病

◇ **肾绞痛、肾结石：**配气海、血海、肾俞、三阴交、气海俞。

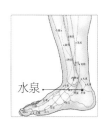

照海

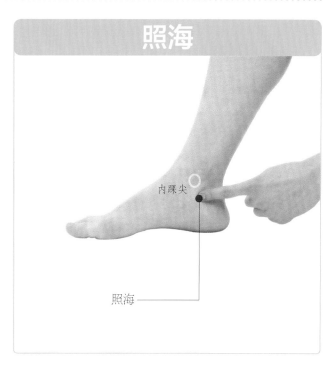

取穴位置 在足内侧，内踝尖下方凹陷处。

主治 ①月经不调、痛经、带下、小便频数、癃闭。②咽喉干痛、目赤肿痛。③痫证、失眠。

🌿 配伍治病

◇ **咽喉病症：**配列缺、天突、廉泉、太冲。
◇ **阴虚火旺之失眠：**配神门、风池、三阴交。

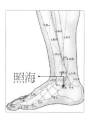

复溜　交信

复溜为肾经之经穴，位于太溪上方，气血至此深伏流动，按摩此穴对女性下焦寒凉、痛经、手脚水肿有效。交信为阴跷脉郄穴，有益肾调经之效，主治月经不调。

复溜

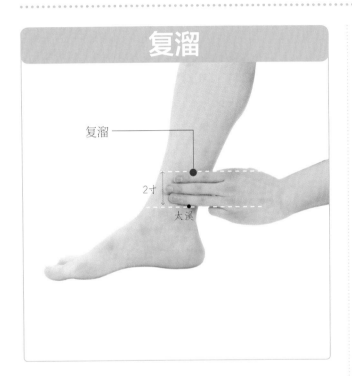

 取穴位置 在小腿内侧，太溪直上2寸，跟腱的前方。

主治 ①水肿、腹胀、肠鸣、泄泻、癃闭。②盗汗、热病无汗或汗出不止。③下肢痿痹、腰痛。

🍃 配伍治病

- **盗汗不止：** 配后溪、阴郄。
- **癃闭：** 配中极、阴谷。

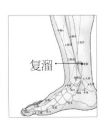

交信

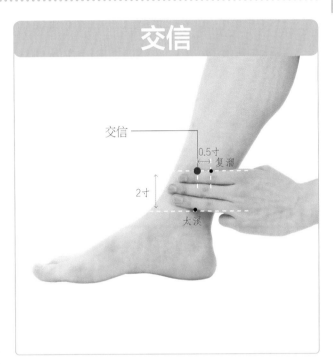

 取穴位置 在小腿内侧，当太溪直上2寸，复溜前0.5寸，胫骨内侧缘的后方。

主治 ①月经不调、崩漏、阴挺。②泄泻、泻痢赤白、疝气。③膝股内廉痛。

🍃 配伍治病

- **月经不调：** 配关元、三阴交。
- **崩漏：** 配太冲、血海、地机。

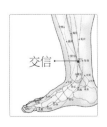

筑宾　阴谷

筑宾为阴维脉之郄穴，在小腿内侧，肾气由此进入腓肠肌，有使腿膝坚实的
作用，故名。此穴有调理下焦、宁心安神之效。阴谷在下肢后侧腘窝内凹陷处，
为肾经之合穴，可以利尿通膀胱、治疗不育等。

筑宾

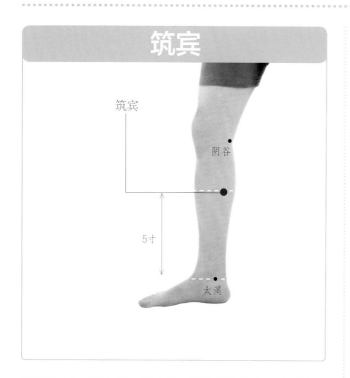

取穴位置 在小腿内侧，当太溪与阴谷的连线上，太溪上5寸，腓肠肌肌腹的内下方。

主治 ①癫狂、痫证。②疝气。③小腿内侧疼痛。

🌿 配伍治病

- **疝气：** 配大敦、归来。
- **小腿痿、痹、瘫：** 配承山、合阳、阳陵泉。

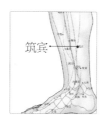

阴谷

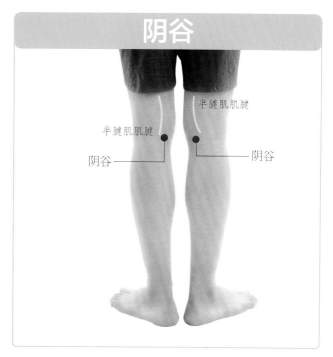

取穴位置 在腘窝内侧，屈膝时，当半腱肌肌腱与半膜肌肌腱之间。

主治 ①阳痿、疝气、崩漏、月经不调、小便难、阴中痛。②膝股内侧痛。④癫狂。

🌿 配伍治病

- **阳痿、早泄、月经不调、崩漏：** 配大赫、曲骨、命门。

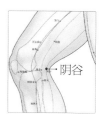

横骨　大赫

横骨、大赫均为足少阴肾经、冲脉之交会穴。其中，横骨位于耻骨上缘，而横骨为耻骨在中医学上的旧称，故名。大赫位于横骨上方，以主治生殖系统疾病而得名。

横骨

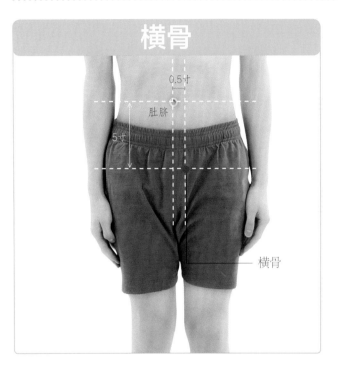

横骨

 取穴位置 在下腹部，脐下5寸，前正中线旁开0.5寸。

 主治 ①小腹胀痛、小便不利、遗尿。②遗精、阳痿、疝气、阴痛。

🌿 **配伍治病**

◦ **阳痿、遗精、月经不调：** 配关元、肾俞、志室。

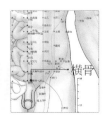

横骨

大赫

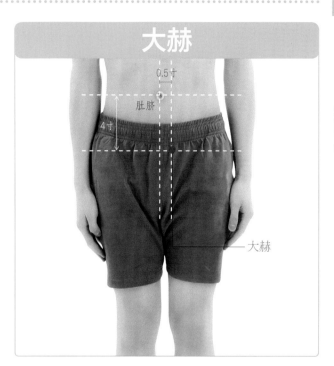

大赫

取穴位置 在下腹部，脐下4寸，前正中线旁开0.5寸。

主治 ①遗精、阳痿。②阴挺、带下、月经不调、痛经、不孕、子宫脱垂、阴痛。③泄泻。

🌿 **配伍治病**

◦ **男科病、不育症：** 配关元、肾俞、命门。

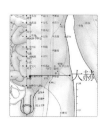

大赫

气穴　四满

气穴、四满均是足少阴肾经、冲脉之交会穴。气穴位于关元旁，因肾收纳经气，而气又沉于丹田，故名。此穴对月经不调、腰部疼痛等症有效。四满为肾经入腹部之第四穴，对月经不调、小腹胀满等妇科疾病作用显著。

气穴

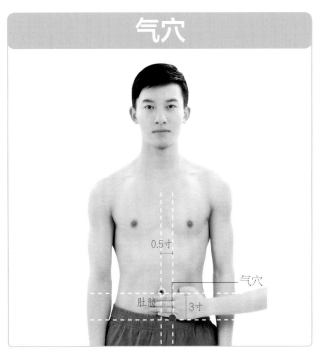

0.5寸

气穴

肚脐

3寸

 取穴位置　在下腹部，脐下3寸，前正中线旁开0.5寸。

 主治　①月经不调、带下、闭经，崩漏、小便不利。②泄泻、腹痛、水肿。③腰脊痛。

💧 配伍治病

💧 **小便不利：** 配中极、膀胱俞、阴陵泉。

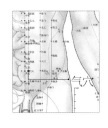

四满

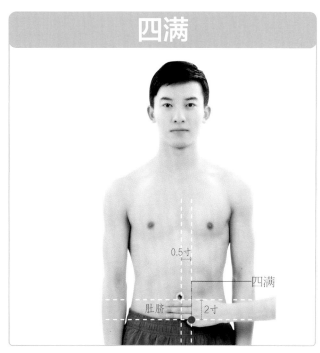

0.5寸

四满

肚脐

2寸

 取穴位置　在下腹部，脐下2寸，前正中线旁开0.5寸。

主治　①月经不调、带下、遗精、遗尿、疝气。②便秘、腹痛、水肿。

💧 配伍治病

💧 **疝气：** 配气海、三阴交、大敦、归来。

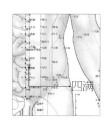

商曲　石关

商曲内应大肠，而大肠横曲，故名。此穴是中医减肥养生的特效穴之一，经常用中指指尖垂直按压此穴即可获得较佳保健效果，操作简单。石关意指其对应病症为不通、坚满之症，如大便不通、妇人不孕等。

商曲

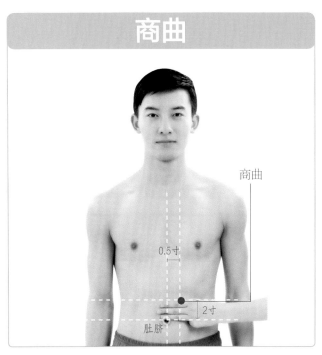

取穴位置　在上腹部，脐上2寸，前正中线旁开0.5寸。

主治　腹胀、腹痛、胃痛、泄泻、便秘。

 配伍治病

◦ **腹痛、腹胀：**配中脘、大横。

◦ **便秘：**配支沟。

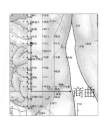

石关

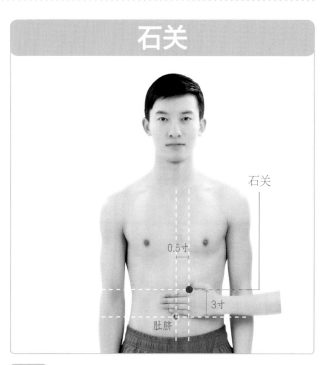

取穴位置　在上腹部，脐上3寸，前正中线旁开0.5寸。

主治　①呕吐、胃痛、腹痛、腹胀、便秘。②妇人不孕、产后腹痛。

配伍治病

◦ **胃痛、呕吐、腹胀：**配内关、中脘。

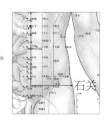

阴都　腹通谷　幽门

阴都穴、腹通谷穴、幽门穴均为足少阴、冲脉交会穴。从对人体的作用来看，阴都穴有调和胃肠、宽胸降逆之效，腹通谷有强健脾胃、宽胸安神之效，幽门穴有降逆、利咽、和胃之效。

阴都　腹通谷

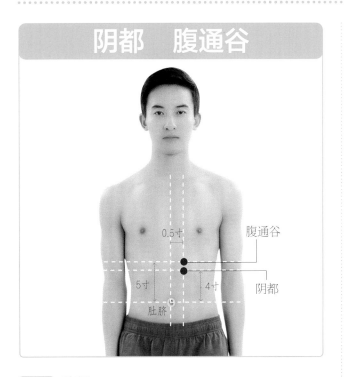

取穴位置 阴都

在上腹部，脐上4寸，前正中线旁开0.5寸。

腹通谷

在上腹部，脐上5寸，前正中线旁开0.5寸。

主治 阴都

①腹痛、腹胀、胃痛、便秘。②不孕、月经不调。

腹通谷

①腹痛、腹胀、呕吐。②心悸、心痛。

幽门

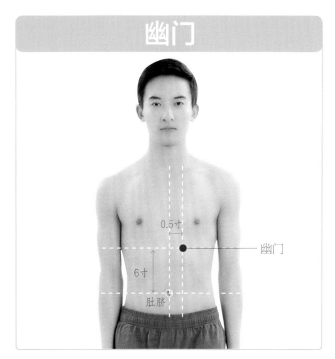

取穴位置 在上腹部，脐上6寸，前正中线旁开0.5寸。

主治 胃痛、腹痛、腹胀、呕吐、泄泻、心烦。

🌿 配伍治病

◦ **胃下垂：**左侧幽门沿皮透刺右侧肓俞。

◦ **心烦、呕吐：**配玉堂。

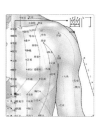

步廊　神封

步廊在胸部第5肋间隙处，中庭旁，有止咳平喘之效。值得注意的是，此穴不可深刺，以免造成气胸。神封位于心脏位置，也不可深刺。此穴不仅有止咳化痰之效，还是丰胸按摩的要穴之一。

步廊

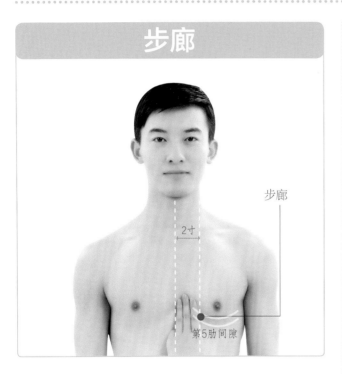

步廊

2寸

第5肋间隙

 取穴位置　在胸部，当第5肋间隙，前正中线旁开2寸。

主治　①咳嗽气喘、胸胁胀满、胸痹、惊悸。②呕吐、不嗜食。③乳痈。

🌿 配伍治病
○ **胸痹、惊悸：** 配心俞、内关。

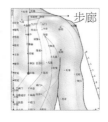

神封

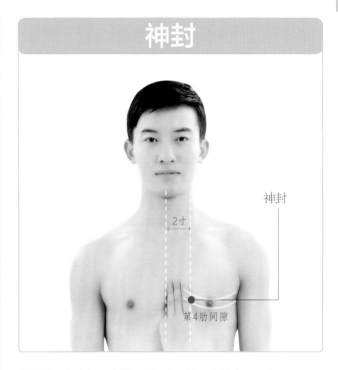

神封

2寸

第4肋间隙

取穴位置　在胸部，当第4肋间隙，前正中线旁开2寸。

主治　①咳嗽气喘。②胸胁胀痛、乳痈。③呕吐、不嗜食。

🌿 配伍治病
○ **胸胁胀痛：** 配支沟、阳陵泉。

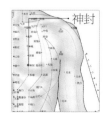

彧中　俞府

彧中内应肺脏，而肺在中医中为"相傅之官"，穴名由此而来。此穴对哮喘等症有良效。俞府位于锁骨下方，为足少阴肾经中的重要穴位之一，肾经之气由此转输入内脏中。

彧中

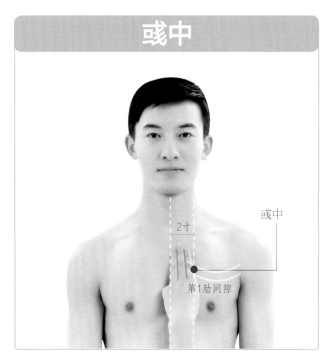

2寸
彧中
第1肋间隙

 取穴位置 在胸部，当第1肋间隙，前正中线旁开2寸。

主治 ①胸胁胀满。②咽喉肿痛、咳嗽、气喘、痰壅。③不嗜食。

🌿 配伍治病

💧 **咽喉肿痛：** 配天突、华盖。

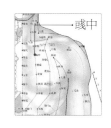
彧中

俞府

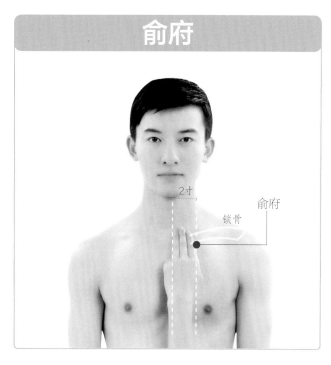

2寸
俞府
锁骨

 取穴位置 在胸部，当锁骨下缘，前正中线旁开2寸。

主治 ①胸痛、咳嗽、气喘、咽痛。②呕吐、不嗜食。

🌿 配伍治病

💧 **咳嗽、咽痛：** 配天突、肺俞、鱼际。

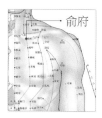
俞府

手厥阴心包经

心络起自天池间，乳后傍一腋下三，
天泉绕腋下二寸，曲泽屈肘陷中参，
郄门去腕后五寸，间使腕后三寸然，
内关去腕后二寸，大陵掌后横纹间，
劳宫屈拳名指取，中指之末中冲端。

天池　天泉

天池位于乳头外侧，处于人体体表的高处，且穴内气血为液体经水，故名。此穴有活血化瘀之功效，特别是女性的重要保健穴位之一。天泉意指由天池而来的下行经气，从高处飞落而下。

天池

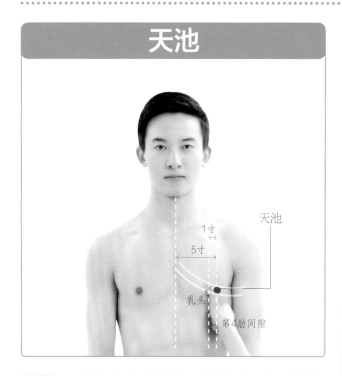

 取穴位置　在胸部，当第4肋间隙，乳头外1寸，前正中线旁开5寸。

 主治　①胸闷、胁肋胀痛、腋下肿痛、瘰疬。②乳痈、乳汁少。③咳嗽、气喘。

🌿 配伍治病

◇ **咳嗽：** 配列缺、丰隆。

◇ **胁肋胀痛：** 配支沟。

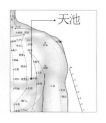

天泉

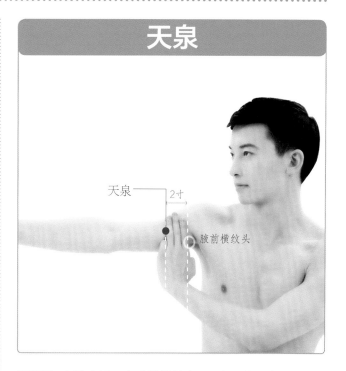

 取穴位置　在臂内侧，当腋前横纹头下2寸，肱二头肌的长、短头之间。

 主治　①胸背及上臂内侧痛。②心痛、心悸、咳嗽、胸胁胀痛。

🌿 配伍治病

◇ **心痛、心悸：** 配内关、通里。

◇ **上肢痿、痹、瘫、痛：** 配侠白、曲池、外关。

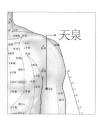

曲泽　郄门

曲泽为手厥阴心包经之合穴，指心包经气血在此会合。此穴具有宽胸行气之效，非常适合治疗诸类脏腑疾病。郄门是心包经之郄穴，为治疗心脏急性病症和乳腺急性病症之首选穴位。

曲泽

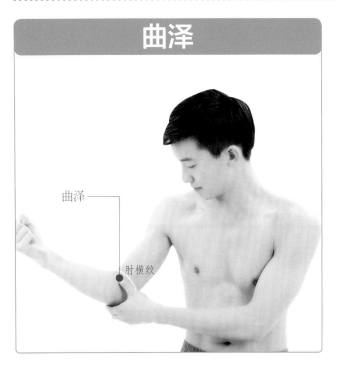

取穴位置 在肘横纹中，当肱二头肌肌腱的尺侧缘。

主治 ①心痛、心悸。②肘臂痉挛疼痛。③胃痛、呕吐、泄泻。④热病、中暑。

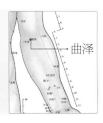

🍃 配伍治病

◇ **胸痛**：配内关、大陵。

◇ **心悸、心痛**：配大陵、心俞、厥阴俞。

郄门

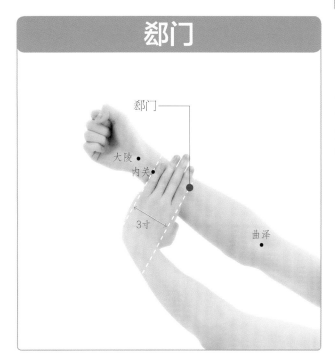

取穴位置 在前臂掌侧，当曲泽与大陵的连线上，腕横纹上5寸；或内关上3寸。

主治 ①心痛、心悸、痫证、疔疮。②呕血、呕吐、咳血、鼻出血。

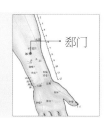

🍃 配伍治病

◇ **神经性呕吐**：配梁丘、足三里、太冲。

◇ **急性缺血性心肌损伤**：配内关。

间使 内关

间使为心包经之经穴，穴在前臂掌侧两筋之间，有宽胸和胃、清心宁神之功效。内关通阴维脉，是八脉交会穴之一，经气自此分行到表里相属的手少阳三焦经，故穴如关隘。此穴主治胸膈痞塞不通之病症。

间使

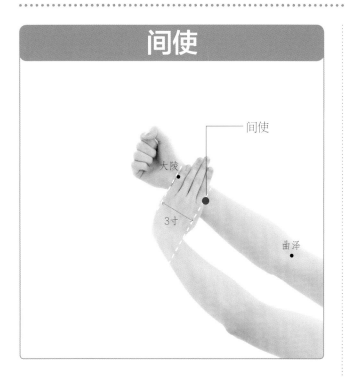

取穴位置 在前臂掌侧，当曲泽与大陵的连线上，腕横纹上3寸。

主治 ①肘臂痛。②心痛、心悸。③热病、疟疾、癫狂痫、癔病。④胃痛、呕吐。

配伍治病

◊ **疟疾：** 配支沟。

◊ **反胃呕吐：** 配尺泽。

◊ **癔病：** 配水沟、太冲。

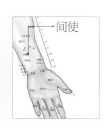

内关

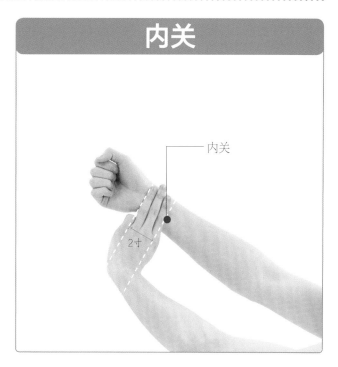

取穴位置 在前臂掌侧，当曲泽与大陵的连线上，腕横纹上2寸。

主治 ①心痛、心悸、胸闷、胸痛、呕吐。②眩晕、癫狂、失眠、偏头痛、胃痛。③上肢不遂、肘臂挛痛。

配伍治病

◊ **恶心、呕吐：** 配公孙。

◊ **上肢不遂：** 配外关、曲池。

◊ **偏头痛：** 配患侧悬厘。

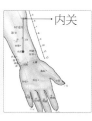

大陵　劳宫

大陵为心包经之原穴、腧穴，穴前腕骨隆起形如丘陵，故名。劳宫为心包经之荥穴，位于手掌中部，针刺时较痛，年老体弱者及孕妇慎用。

大陵

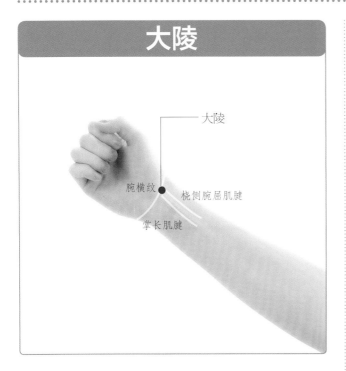

大陵
腕横纹
桡侧腕屈肌腱
掌长肌腱

取穴位置 在腕掌横纹的中点处，当掌长肌腱与桡侧腕屈肌腱之间。

主治 ①手腕麻痛、胸胁胀痛。②心痛、心悸、失眠、癫狂痫、疮疡。③胃痛、呕吐。

🔥 **配伍治病**

◇ **心绞痛、失眠：** 配劳宫。

◇ **癫狂痫、惊悸：** 配水沟、间使、心俞、丰隆。

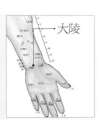

大陵

劳宫

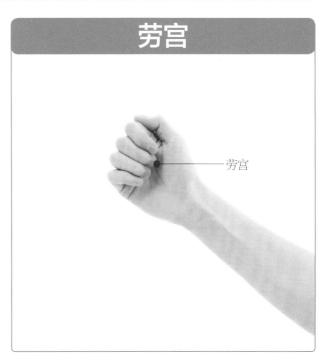

劳宫

取穴位置 在手掌心，当第2、第3掌骨之间，偏于第3掌骨，握拳屈指时中指指尖处。

主治 ①心痛、癫狂、痫证、中风昏迷。②鹅掌风、掌中热、中暑。③口舌生疮、口臭、鼻衄、消渴、黄疸。

🔥 **配伍治病**

◇ **五般痫：** 配涌泉。

◇ **消渴、黄疸：** 配后溪。

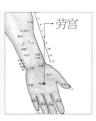

劳宫

中冲

中冲为心包经第九个穴位，位于中指末节尖端中央。此穴为手厥阴心包经之井穴，意指气血直达手中指尖端冲要之处，具有清心泄热、苏厥开窍的功效。

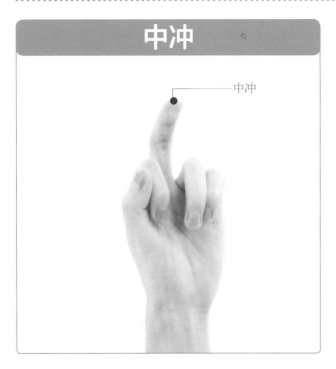

中冲

---中冲

取穴位置 在手中指末节尖端中央。

主治 ①中风昏迷、小儿惊风、中暑、热病。②心烦、心痛。③舌强不语、舌下肿痛。

配伍治病

◇ **小儿惊风、中暑：**配内关、水沟。

◇ **舌强不语、舌下肿痛：**配金津、玉液、廉泉。

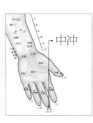

---中冲

🔘 中冲治病小贴士

（1）当你心律不齐时，可以用大拇指指甲切按中冲。

（2）当你心火过盛而心烦气躁时，可以用大拇指压按中指，并从中指的指根推到指尖外，就可以清一清内火了。

（3）当你的指甲内皮出现皱纹，提示肝脏和肾脏功能减弱时，用自我按摩的方法刺激中冲，可以保护肝功能和肾功能。方法是用另一手的食指和大拇指夹着中指按摩，用力要轻柔，次数不限。

（4）当你出现打瞌睡时，可反复揉摩中冲，左右手交替按揉，至出现疼痛感时，便可逐渐摆脱打瞌睡的烦恼。

（5）夏天天气炎热，当你不小心中暑时，可以按压、针刺中冲，能缓解意识模糊等不适症状。

（6）便秘时掐按中冲，能有效缓解紧张、促进排便。此法也可用于预防便秘，让你轻松摆脱便秘烦恼。

（7）按摩中冲还能治疗牙痛。当你牙痛时，可取中冲用力按压片刻，这能改善局部血液循环，刺激局部神经，疏通经络，从而达到止痛的目的。

CHAPTER 10

手少阳三焦经

无名外侧端关冲，液门小次指陷中，
中渚液门上一寸，阳池腕前表陷中，
外关腕后二寸陷，关上一寸支沟名，
外关一寸会宗平，斜上一寸三阳络，
肘前五寸四渎称，天井肘外大骨后，
肘上一寸骨罅中，井上一寸清冷渊，
消泺臂肘分肉端，臑会肩端前二寸，
肩髎臑上陷中看，天髎肩井后一寸，
天牖耳下一寸间，翳风耳后尖角陷，
瘈脉耳后青脉看，颅息青络脉之上，
角孙耳上发下间，耳门耳前缺处陷，
和髎横动脉耳前，欲觅丝竹空何在，
眉后陷中仔细观。

关冲　液门

关冲为手少阳三焦经之井穴，"关"即关口，"冲"指要冲。此穴为是气血注入本经之关隘，故名。液门位于指缝凹陷处，此处开合如门，故名。此穴有清热降火的功效，有"牛黄解毒片"之称。

关冲

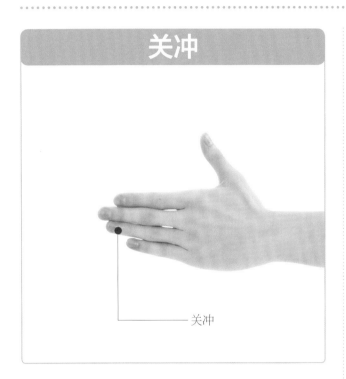

关冲

取穴位置 在手环指末节尺侧，距指甲角0.1寸。

主治 ①头痛、目赤、耳聋耳鸣、咽喉肿痛、舌强、喉痹。②热病、心烦、中暑、昏厥。

 配伍治病

- **中暑、昏厥：**配内关、人中。

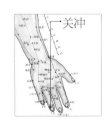

液门

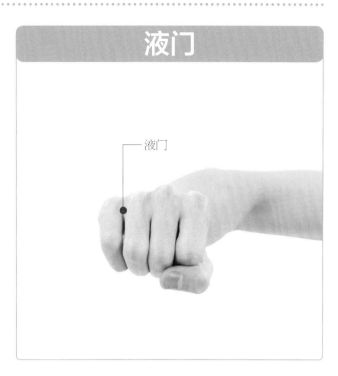

液门

取穴位置 在手背部，当第4、第5指间，指蹼缘后方赤白肉际处。

主治 ①头痛、目赤、耳聋耳鸣、咽喉肿痛、外感。②手臂痛。③疟疾。

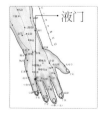 **配伍治病**

- **咽喉肿痛：**配鱼际。
- **风热感冒：**透中渚。

中渚　阳池

中渚为三焦经之输穴，穴自液门向上，形似水边高地，因此得名。针刺此穴，对头部、肩臂部多种急性病症均有止痛及助其康复的作用。阳池为三焦经之原穴，位于腕背横纹凹陷处，在中医学理论中，腕背属阳，凹陷处称"池"，故而得名。

中渚

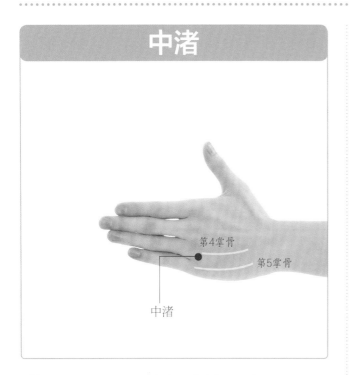

 取穴位置　在手背部，当环指本节（掌指关节）的后方，第4、第5掌骨间凹陷处。

主治　①头痛、耳鸣、耳聋、目赤、咽喉肿痛。②手指屈伸不利、肘臂肩背胁痛、脊膂痛。③热病、疟疾、消渴。

🍃 配伍治病

◊ **耳鸣、耳聋：** 配角孙。

◊ **咽痛：** 配支沟、内庭。

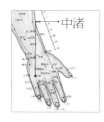

阳池

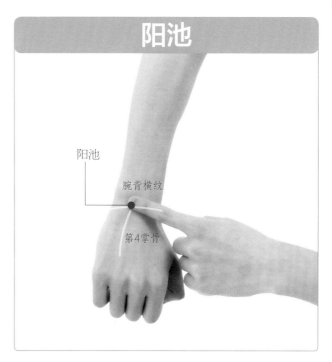

 取穴位置　在腕背横纹中，当指总伸肌腱的尺侧缘凹陷处。

主治　①耳聋、目赤肿痛、咽喉肿痛、口干、喉痹。②腕痛、肩臂痛。③疟疾、消渴。

🍃 配伍治病

◊ **手臂拘挛：** 配合谷、曲池、尺泽、中渚。

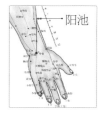

113

三阳络　四渎

三阳络中的"三阳"指手三阳，"络"即联络之意，穴为联络手三阳经脉之处。在古代，"渎"指水之大川，并江、淮、河、济为四渎。四渎意指四肢经气运行如人体大川。灸此二穴，可治疗关节炎。

三阳络

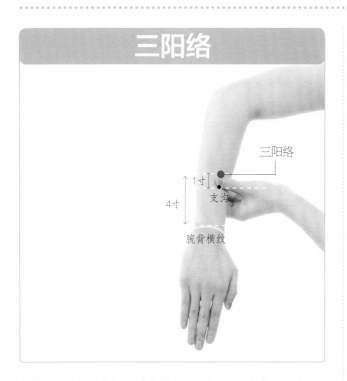

取穴位置　在前臂背侧，腕背横纹上4寸，尺骨与桡骨之间；或支沟上1寸。

主治　①上肢痹痛。②耳聋、暴喑、牙痛。

🍃 配伍治病

○ **中风后遗症、上肢不遂**：配曲池、合谷、肩井。

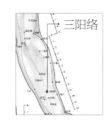

四渎

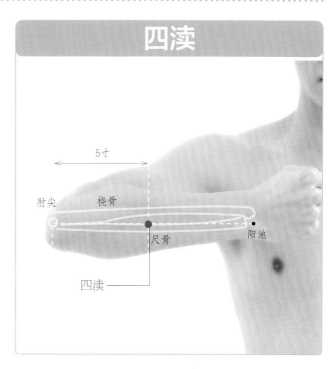

取穴位置　在前臂背侧，当阳池与肘尖的连线上，肘尖下5寸，尺骨与桡骨之间。

主治　①偏头痛、耳聋、暴喑、呼吸气短、牙痛、咽喉肿痛。②上肢不遂、手指屈伸不利。

🍃 配伍治病

○ **上肢不遂、手指屈伸不利**：配三阳络、阳溪。

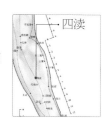

天井　清冷渊

天井为三焦经之合穴，位于肘部鹰嘴窝中，凹陷如井，故名。清冷渊位于肘臂外侧的凹陷处，因主治热病而得名。

天井

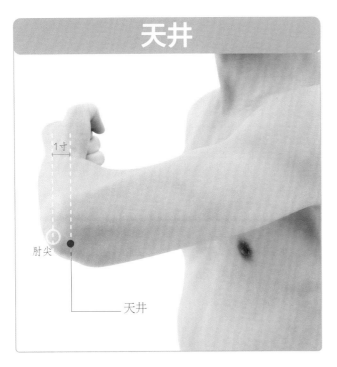

取穴位置　在臂外侧，屈肘时，当肘尖直上1寸凹陷处。

主治　①偏头痛、耳鸣、耳聋。②肘臂痛、胸胁痛。③癫痫、精神恍惚。④瘰疬、瘿气、瘾疹。

🌿 配伍治病

- **瘰疬、瘾疹：** 配臂臑。
- **精神恍惚：** 配巨阙、心俞。

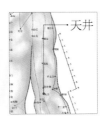

清冷渊

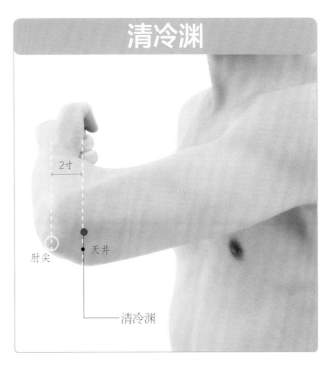

取穴位置　在臂外侧，屈肘时，当肘尖直上2寸，即天井上1寸。

主治　①肩臂痛、上肢痿痹。②头痛、目痛、胁痛。

🌿 配伍治病

- **上肢痿痹：** 配肩髎、臑俞、养老、合谷。

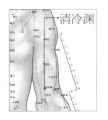

115

消泺　臑会

消泺在前臂外侧，肱三头肌凹陷处，可治疗上焦气郁引起的胸闷、头痛。臑会在肩后部，因与手阳明之络交会于此而得名。

消泺

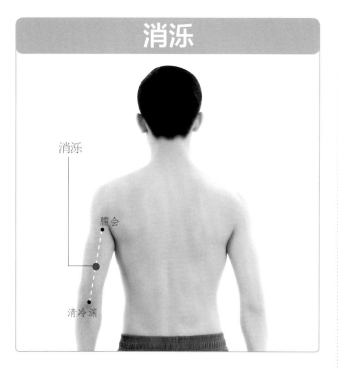

 取穴位置　在臂外侧，当清冷渊与臑会连线的中点处。

主治　①项强、肩臂痛、上肢不遂。②头痛、牙痛。③癫疾。

🍃 配伍治病

◇ **肩臂痛、上肢不遂：**配肩髎、肩髃、清冷渊、臑会。

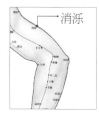

臑会

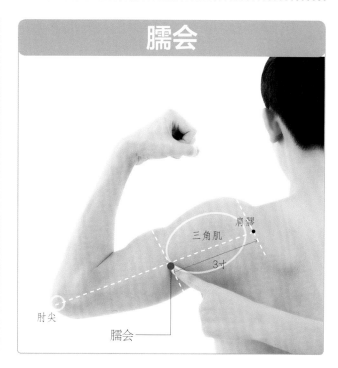

取穴位置　在臂外侧，当肘尖与肩髎的连线上，肩髎下3寸，三角肌的后下缘。

主治　①上肢痿痹、肘臂挛痛、肩胛肿痛、肩周炎。②瘿气、瘰疬。③目疾。

🍃 配伍治病

◇ **肩周炎：**配肩髃、肩贞。
◇ **肘臂挛痛：**配肘髎、外关。

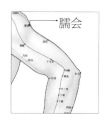

肩髎　天髎

肩髎穴中的"髎"指骨旁的空隙。此穴位于肩部，肩平举时肩峰关节处会出现前后两个凹陷，后一个凹陷即是。天髎位于肩胛骨上角凹陷处，对肩臂疾病疗效显著。

肩髎

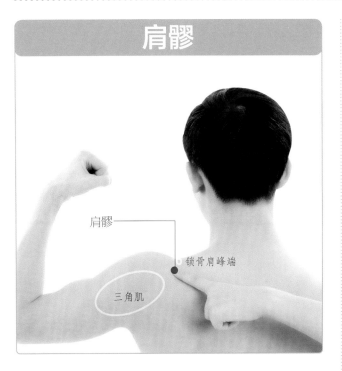

肩髎
锁骨肩峰端
三角肌

取穴位置 在肩部，肩髃后方，当臂外展时，于肩峰后下方呈现凹陷处。

主治 肩周炎、肩臂疼痛不举、上肢痿痹。

🌿 配伍治病

◇ **臂痛：** 配天宗、阳谷。

◇ **上肢不遂、肩周炎：** 配肩井、肩髃、养老。

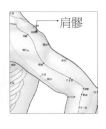

肩髎

天髎

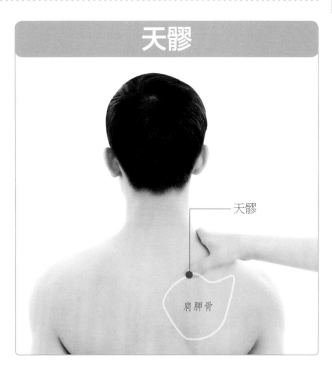

天髎
肩胛骨

取穴位置 在肩胛部，肩井与曲垣的中间，当肩胛骨上角处。

主治 ①肩臂疼痛、颈项强痛。②胸中烦满。

🌿 配伍治病

◇ **肩臂综合征、上肢不遂：** 配秉风、天宗、清冷渊、臑会。

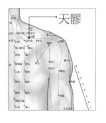

天髎

117

瘛脉　颅息

瘛脉中的"瘛"指瘛疭，"脉"指耳后的青脉。此穴因可治疗筋脉瘛疭，并位于耳后青脉处而得名。颅息中的"颅"，顾名思义指穴在头部，"息"即"囟"。此穴主治小儿惊痫等病症。

瘛脉

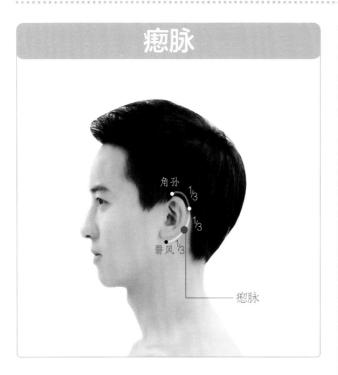

 取穴位置　在头部，耳后乳突中央，当角孙至翳风之间，沿耳轮连线的中、下1/3的交点处。

主治　①耳鸣、耳聋、头痛。②小儿惊风。③呕吐、泄泻。

🌿 配伍治病

◇ **耳鸣、耳聋：**配翳风、耳门、百会。

◇ **偏头痛：**太阳、风池。

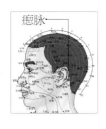

颅息

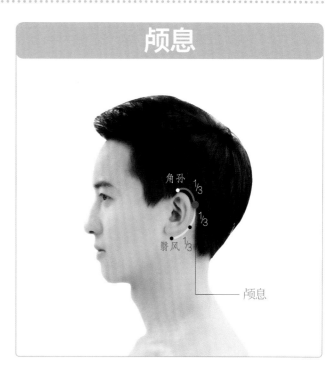

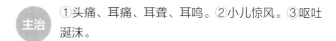 **取穴位置**　在头部，当角孙至翳风之间，沿耳轮连线的上、中1/3的交点处。

主治　①头痛、耳痛、耳聋、耳鸣。②小儿惊风。③呕吐涎沫。

🌿 配伍治病

◇ **小儿惊风：**配印堂、太冲。

◇ **偏头痛：**配天冲、脑空、风池。

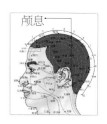

角孙　耳门

角孙在耳之上角，主治耳目之疾。此穴是重要的头部"撒气穴"之一，具有明目醒脑、舒缓疲劳与焦虑的作用。耳门在耳孔之前，如耳之门，是治疗多种耳疾首选穴位之一。

角孙

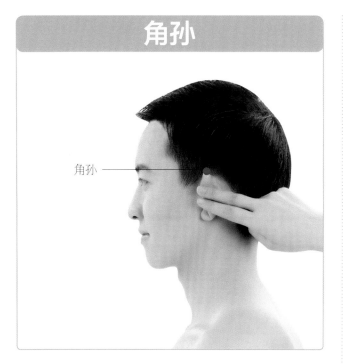

 取穴位置　在头部，折耳郭向前，当耳尖直上入发际处。

主治　①偏头痛、耳鸣、耳部肿痛、眩晕。②目赤肿痛、目翳、牙痛、痄腮。③项强。

🌿 配伍治病

◇ **眩晕**：率谷透角孙，配足临泣。

◇ **痄腮**：灯火灸角孙。

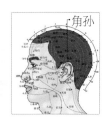

耳门

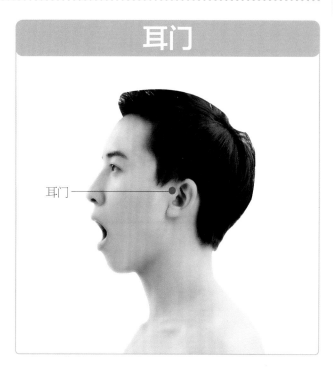

 取穴位置　在面部，当耳屏上切迹的前方，下颌骨髁状突后缘，张口有凹陷处。

主治　①耳鸣、耳聋、聤耳。②牙痛、下颌痛。

🌿 配伍治病

◇ **牙痛**：配丝竹空。

◇ **耳鸣、耳聋**：配外关。

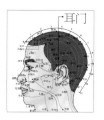

119

耳和髎　丝竹空

耳和髎位于头侧部鬓发后缘，因主治听觉疾病而得名。丝竹空中的"丝竹"比喻眉毛，"空"指孔窍，因穴在眉梢外侧端而得名。

耳和髎

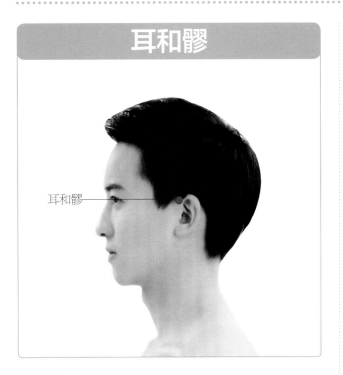

耳和髎

 取穴位置 在头侧部，当鬓发后缘，平耳郭根之前方，颞浅动脉的后缘。

 主治 ①耳鸣、耳聋。②头重痛、牙关拘紧、口歪、颌肿。

 配伍治病

◦ **耳聋：** 配养老、合谷。

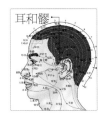

丝竹空

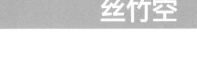

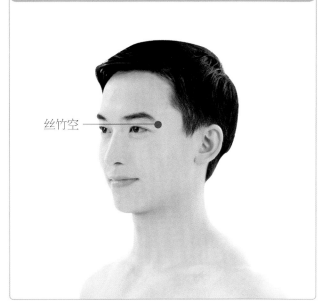

丝竹空

 取穴位置 在面部，当眉梢凹陷处。

 主治 ①目赤肿痛、眼睑眴动、目眩、牙痛、头痛。②癫狂痫。

 配伍治病

◦ **牙痛：** 配耳门。

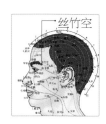

足少阳胆经

少阳足经瞳子髎，四十四穴行迢迢，
听会上关颔厌集，悬颅悬厘曲鬓翘。
率谷天冲浮白次，窍阴完骨本神邈，
阳白临泣目窗辟，正营承灵脑空摇。
风池肩井渊腋部，辄筋日月京门标，
带脉五枢维道续，居髎环跳风市招。
中渎阳关阳陵穴，阳交外丘光明宵，
阳辅悬钟丘墟外，足临泣地五侠溪，
第四指端窍阴毕。

瞳子髎 听会

瞳子髎为手太阳小肠经、手少阳三焦经、足少阳胆经之交会穴，"髎"为骨之郄，因穴在瞳子外侧、眼眶骨外凹陷处而得名。听会中的"会"即聚，此穴在耳前凹陷中，针刺之可使听觉得以会聚，对耳聋气闭效果显著。

瞳子髎

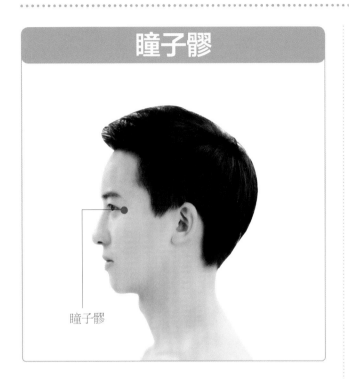
瞳子髎

取穴位置 在面部，目外眦旁，当眶外侧缘处。

主治 ①目赤肿痛、目翳、青盲、白内障、迎风流泪、远视不明。②头痛。

🌿 配伍治病

◇ **目生内障：** 配合谷、睛明、足临泣。

◇ **视物昏花：** 配养老、肝俞、太冲、光明。

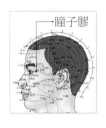
瞳子髎

听会

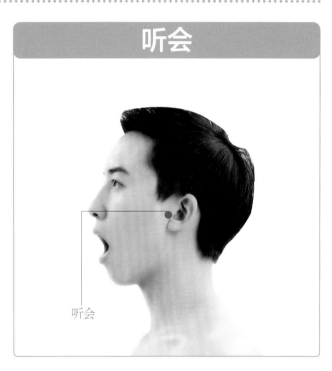
听会

取穴位置 在面部，当耳屏间切迹的前方，下颌骨髁状突的后缘，张口有凹陷处。

主治 ①耳鸣、耳聋、聤耳。②牙痛、面痛、头痛、口眼歪斜、下颌脱臼、口眼歪斜。

🌿 配伍治病

◇ **中风、口眼歪斜：** 配颊车、地仓。

◇ **颞下颌关节炎：** 配听宫、耳门。

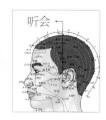
听会

上关　颔厌

牙关是开窍之机关，而上关正位于耳前颧弓的上方（即上颌关节前上方），故名。颔厌，因咀嚼时颔下与颞颥俱动，且主治头项强痛及不能转动点头而得名。

上关

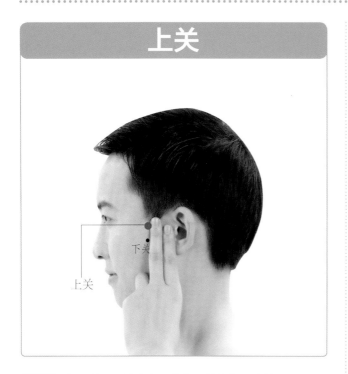

取穴位置 在耳前，下关直上，当颧弓的上缘凹陷处。

主治 ①耳鸣、耳聋、聤耳。②偏头痛、口歪、口噤、牙痛、面痛。③癫狂痫、瘛疭。

🌿 **配伍治病**

💧 **老年肾虚、耳鸣、耳聋：** 配肾俞、翳风、太溪、听会。

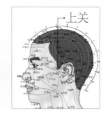

颔厌

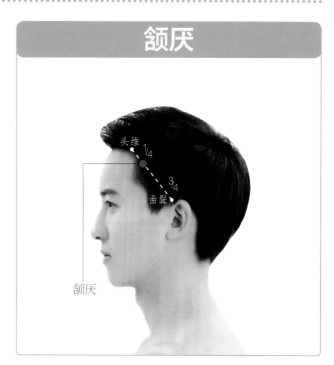

取穴位置 在头部鬓发上，当头维与曲鬓弧形连线上的1/4与下3/4交点处。

主治 ①偏头痛、目外眦痛。②牙痛、耳鸣、口歪。③眩晕、癫痫。

🌿 **配伍治病**

💧 **偏头痛：** 透悬颅、悬厘、曲鬓。
💧 **眩晕：** 配外关、风池。

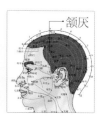

悬颅　悬厘　曲鬓

悬颅位于头颅两侧，往上不及前发际，往下不及耳后，如悬挂其处，故名。悬厘，因仅与悬颅差之毫厘而得名。曲鬓则因在耳上方，近向后弯曲的鬓发处而得名。

悬颅　悬厘

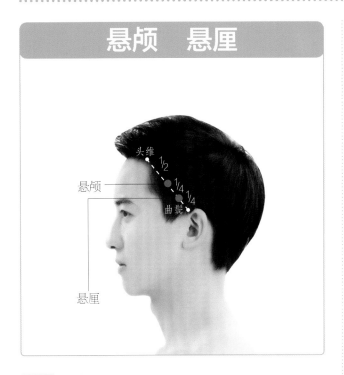

 取穴位置

悬颅

在头部鬓发上，当头维与曲鬓弧形连线的中点处。

悬厘

在头部鬓发上，当头维与曲鬓弧形连线上的上3/4与下1/4交点处。

主治

悬颅

偏头痛、目赤肿痛、牙痛、面肿。

悬厘

偏头痛、目赤肿痛、牙痛、面痛、耳鸣。

曲鬓

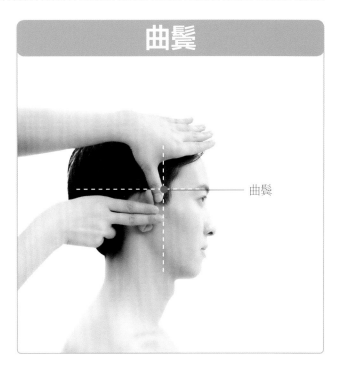

 取穴位置

在头部，当耳前鬓角发际后缘的垂线与耳尖水平线交点处。

主治

①偏头痛、颔颊肿。②目赤肿痛、牙关紧闭、暴喑。③呕吐。④项强不得顾。

🌿 配伍治病

◇ **目赤肿痛：** 配风池、太冲。

◇ **头痛、口噤不开：** 配下关、合谷、太冲。

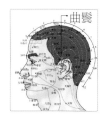

率谷　天冲

率谷位于耳上方与发际相交之处，此处为顶骨、颧骨、蝶骨大翼三骨交接处，且凹陷若谷，故名。天冲在耳郭上方，因主治头风头痛，状如冲天而得名。

率谷

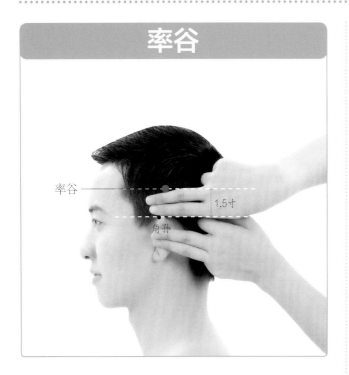

取穴位置 在头部，当耳尖直上入发际1.5寸，角孙直上方。

主治 ①偏正头痛、眩晕、呕吐、耳鸣、目痛。②小儿急、慢惊风。③疟腮。

🌿 配伍治病

○ **小儿急、慢惊风：** 配印堂、太冲、合谷。

○ **疟腮：** 配合谷、足三里。

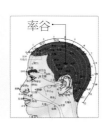

天冲

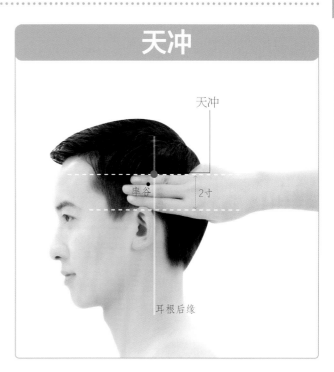

取穴位置 在头部，当耳根后缘直上入发际2寸，率谷后0.5寸处。

主治 ①头痛、耳鸣、耳聋、齿龈肿痛。②惊恐、癫痫。③瘿气。

🌿 配伍治病

○ **头痛：** 配目窗、风池。

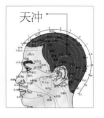

浮白 头窍阴

浮白、头窍阴均为足少阳胆经、足太阳膀胱经之交会穴。前者因主治肺部寒热，有宣肺解表之功而得名；后者则以位于耳窍之侧面，且主治头窍疾病得名。

浮白

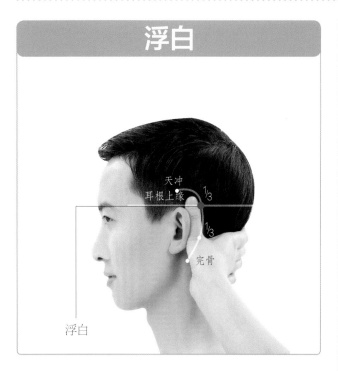

取穴位置 在头部，当耳后乳突的后上方，天冲与完骨的弧形连线的中1/3与上1/3交点处。

主治 ①头痛、耳鸣、耳聋、目痛、牙痛。②瘿气。③肩臂不举、颈项强痛、足痿不行。

🌿 配伍治病
◇ **耳鸣、耳聋**：配肾俞、太溪、耳门。

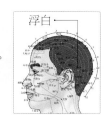

头窍阴

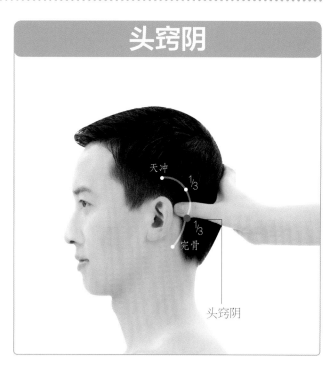

取穴位置 在头部，当耳后乳突的后上方，天冲与完骨的中1/3与下1/3交点处。

主治 ①头项痛、耳鸣、耳聋、耳痛、口苦。②胸胁痛、颈项强痛、四肢转筋。

🌿 配伍治病
◇ **偏头痛**：配支沟、太冲、风池。

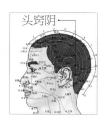

完骨　本神

在中医中，耳后之高骨（现称乳突）就是完骨，完骨因穴在其后下缘而得名。此穴为足少阳胆经、足太阳膀胱经之交会穴。本神位于头部神庭旁3寸，头为元神所在，且主治神志病，故名。

完骨

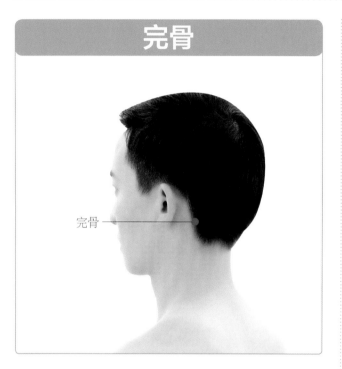

完骨

 取穴位置 在头部，当耳后乳突的后下方凹陷处。

 主治 ①头痛、颈项强痛。②口歪、颊肿、牙痛。③失眠、癫狂、疟疾。

🌿 配伍治病

- **耳鸣、耳聋：** 配听会。
- **牙痛、腮腺炎：** 配风池、合谷。

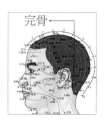

本神

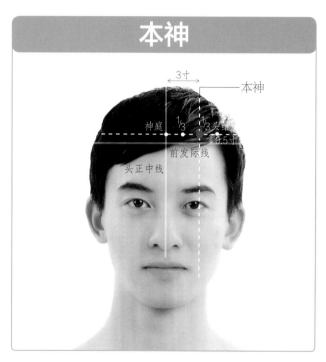

取穴位置 在头部，前发际上0.5寸，神庭旁开3寸，神庭与头维连线的内2/3与外1/3交点处。

主治 ①头痛、目眩。②胸胁痛、颈项强痛。③癫痫、小儿惊风、中风。

🌿 配伍治病

- **小儿惊风：** 配前顶、囟会、天柱。

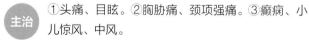

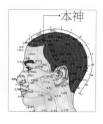

阳白　头临泣

阳白为足少阳胆经与阳维脉之交会穴，"阳"指额部，"白"有光明之意。此穴主治目疾，因针之能使目光明而得名。头临泣为足少阳胆经、足太阳膀胱经与阳维脉之交会穴，穴在目上眦直上，善治流泪目疾等。

阳白

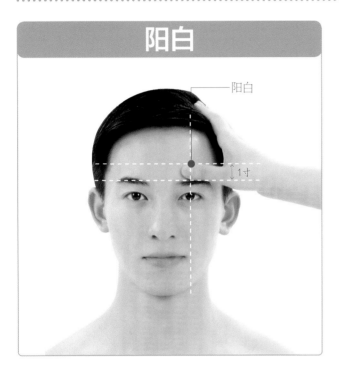

 取穴位置　在前额部，双目直视，当瞳孔直上，眉上1寸。

 主治　①头痛、眩晕。②视物模糊、目痛、眼睑下垂、面瘫。

🌿 配伍治病

◌ 周围性面瘫、额纹消失、上睑下垂：透鱼腰。

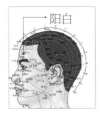

头临泣

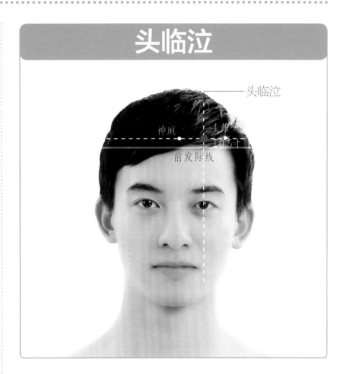

 取穴位置　在头部，当瞳孔直上入前发际0.5寸，神庭与头维连线的中点处。

主治　①头痛、目眩、白翳、耳聋。②流泪、鼻塞、鼻渊。③热病、小儿惊风、癫痫。

🌿 配伍治病

◌ 风眩：配阳谷、腕骨、申脉。
◌ 白翳：配肝俞。

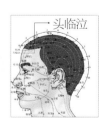

脑空　风池

脑空、风池均为足少阳胆经、阳维脉之交会穴。脑空在脑户之旁，玉枕骨下外凹陷中，主治脑疾。风池位于枕骨之下，此处凹陷如池，为搜风之要穴，主治风邪为患。

脑空

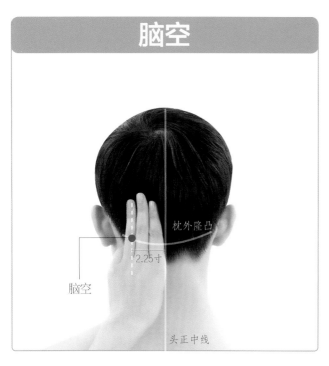

枕外隆凸

2.25寸

脑空

头正中线

 取穴位置　在头部，当枕外隆凸的上缘外侧，头正中线旁开2.25寸，平脑户。

主治　①头痛、目眩、耳鸣、耳聋、鼻痛、颈项强痛。②癫狂痫、惊悸、热病。

🌿 **配伍治病**

💧 **癫狂痫：**配大椎、照海、申脉。

💧 **颈项强痛：**配悬钟、后溪。

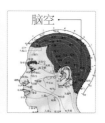

风池

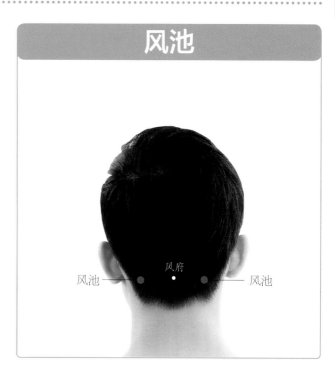

风池　风府　风池

 取穴位置　在项部，当枕骨之下，与风府相平，胸锁乳突肌与斜方肌上端之间凹陷处。

主治　①头痛、眩晕、颈项强痛。②目赤肿痛、鼻塞、鼻衄、耳鸣、咽喉肿痛。③癫痫、中风。

🌿 **配伍治病**

💧 **偏头痛：**配太阳、行间。

💧 **目痛不能视：**配脑户、玉枕、上星、风府。

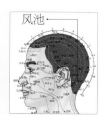

肩井　渊腋

　　肩井为足少阳胆经、足阳明胃经与阳维脉的交会穴，"井"含凹陷深处之意。此穴位于肩上部，对颈项肩部疾病有良效。渊腋"在腋下3寸宛宛中"（《针灸甲乙经》），为腋之深处，故名。

肩井

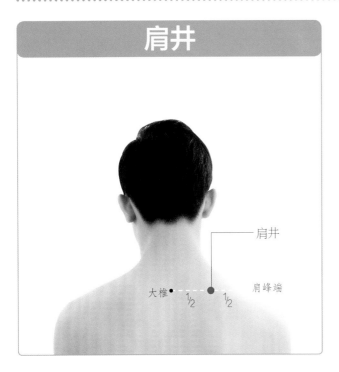

大椎　1/2　1/2　肩峰端

肩井

取穴位置　在肩上，前直乳中，当大椎与肩峰端连线的中点上。

主治　①颈项强痛、肩背疼痛、上肢不遂、瘰疬、中风。②头痛、眩晕。③乳腺炎、乳汁不下、乳痛、难产。

🌿 **配伍治病**
　◇ **脚气、脚酸痛：**配足三里、阳陵泉。

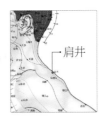
肩井

渊腋

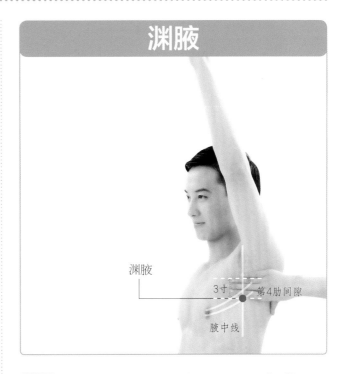

渊腋

3寸　第4肋间隙

腋中线

取穴位置　在侧胸部，举臂，当腋中线上，腋下3寸，第4肋间隙中。

主治　①胸满、胁痛。②腋下肿、上肢痹痛、臂痛不举。

🌿 **配伍治病**
　◇ **胁痛：**配大包、支沟。

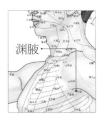
渊腋

辄筋　日月

辄筋中的"辄"即车辙，意指肋；"筋"即筋肉，因穴位于第4肋间隙筋肉中而得名。日月为胆之募穴，胆为中正之官，决断出焉然，而决断必须务求其明，又因"明"字从日、从月，故名。

辄筋

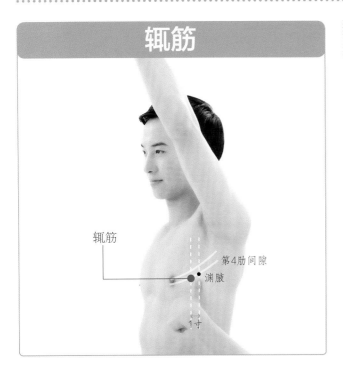

辄筋　第4肋间隙　渊腋　1寸

取穴位置　在侧胸部，渊腋前1寸，平乳头，第4肋间隙中。

主治　①腋肿、胸满、胁痛、肩臂痛。②气喘。③呕吐、吞酸。

🖐 配伍治病
◊ **胸闷、喘息：**配肺俞、定喘。

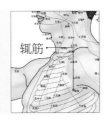
辄筋

日月

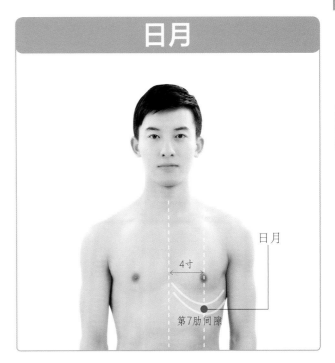

日月　4寸　第7肋间隙

取穴位置　在上腹部，当乳头直下，第7肋间隙，前正中线旁开4寸。

主治　①胃脘痛、胁肋胀痛。②黄疸、呕吐、吞酸、呃逆。

🖐 配伍治病
◊ **胆石症：**配期门、阳陵泉。
◊ **胁肋胀痛：**配支沟、丘墟。
◊ **黄疸：**配胆俞、腕骨。

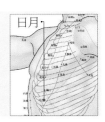
日月

京门　带脉

京门为肾之募穴，为益肾利水之要穴，水液出入之门户，主治水道不利，故名。带脉为足少阳胆经、带脉之交会穴，位于侧腹部，因善治妇女经带疾病而得名。

京门

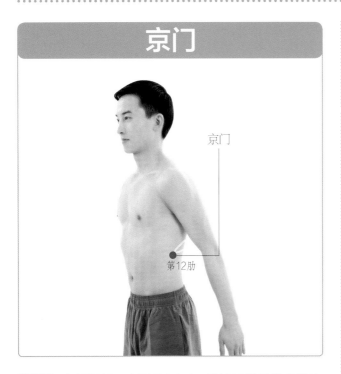

取穴位置 在侧腰部，章门后1.8寸，当第12肋骨游离端的下方。

主治 ①胁痛、腰痛、脊强脊痛。②腹胀、呕吐、肠鸣、泄泻。③水肿、小便不利。

🌿 配伍治病

◇ **脊强脊痛：** 配身柱、筋缩、命门。

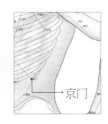

带脉

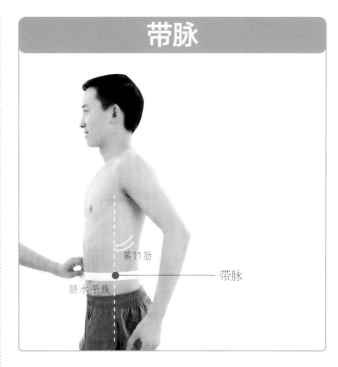

取穴位置 在侧腰部，章门下1.8寸，当第11肋骨游离端的下方垂线与脐水平线的交点上。

主治 ①胁痛、腹痛、腰痛、腰酸。②小腹痛、赤白带下、月经不调、闭经、阴挺、疝气。

🌿 配伍治病

◇ **赤白带下：** 配气海、三阴交、关元、白环俞、间使。
◇ **腰软无力：** 配足临泣。

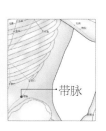

五枢　维道　居髎

五枢、维道均为足少阳胆经、带脉之交会穴。前者位于人体身长之折中之处，又为经脉纵横交错髋部之转枢之地；后者则为维系诸经之通道。居髎位于髋骨上凹陷处，因取穴时需蹲坐而得名。

五枢　维道

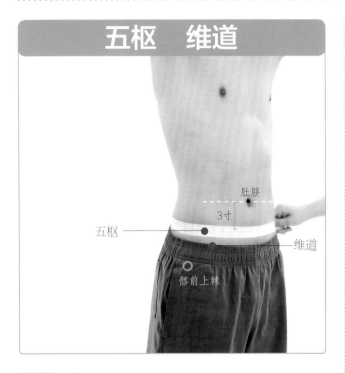

肚脐

3寸

五枢

维道

髂前上棘

取穴位置 五枢
在侧腹部，当髂前上棘的前方，横平脐下3寸处。

维道
在侧腹部，当髂前上棘的前下方，五枢前下0.5寸。

主治 五枢
腹痛、便秘、带下、月经不调、阴挺、疝气。

维道
小腹痛、水肿、月经不调、阴挺、疝气。

居髎

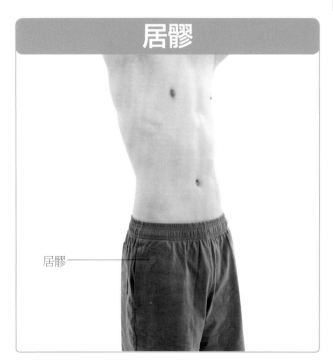

居髎

取穴位置 在髋部，当髂前上棘与股骨大转子最凸点连线的中点处。

主治 ①腰痛、下肢痿痹、足痿。②疝气。

 配伍治病

 腿风湿痛：配环跳、委中。

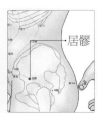

居髎

环跳 风市

环跳为足少阳胆经、足太阳膀胱经之交会穴，位于髀枢中，针刺之可使其跳跃如常；加之取穴时需侧卧屈膝，髋部呈环曲状，故名。风市因主治因风聚集而导致的中风、半身不遂等风证，故名。

环跳

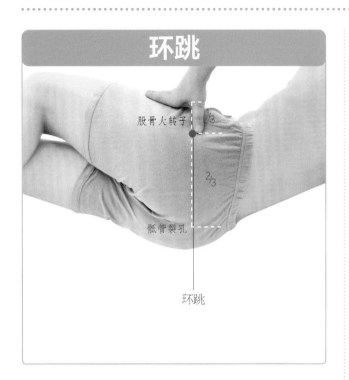

 取穴位置 在臀外侧部，当股骨大转子最凸点与骶管裂孔连线的外1/3与中1/3交点处。

 主治 ①腰腿痛、下肢痿痹、半身不遂、挫闪腰痛、膝踝肿痛。②遍身风疹。

🌿 **配伍治病**

◇ **股外侧皮神经炎：**配居髎、风市、中渎。

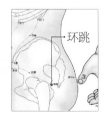

风市

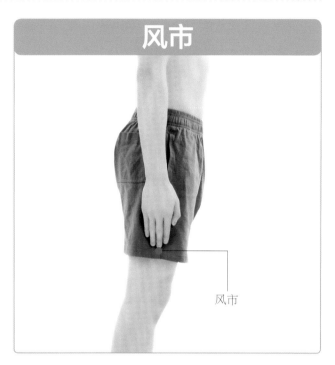

取穴位置 在大腿外侧部的中线上，当腘横纹上7寸；或直立垂手时，中指指尖处。

主治 ①下肢痿痹、腰腿痛、中风、半身不遂。②脚气、全身瘙痒、瘾疹。

🌿 **配伍治病**

◇ **瘾疹：**配曲池、血海。

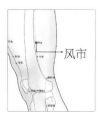

中渎　膝阳关　阳陵泉

中渎位于大腿外侧，中线分肉间之凹陷处，当脉气通过时如水行于沟渎之中，故名。外侧为阳，而膝阳关就因位于膝关节外侧凹陷中而得名。阳陵泉则位于膝下外侧，腓骨头前凹陷处。

中渎

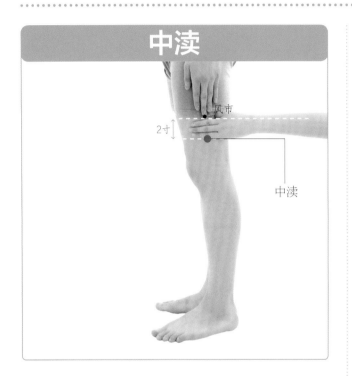

取穴位置 在大腿外侧，当风市下2寸，或腘横纹上5寸，股外侧肌与肱二头肌之间。

主治 ①下肢痿痹、半身不遂。②脚气。

🌢 配伍治病

◇ **中风后遗症：**配环跳、膝阳关、阳陵泉、足三里。

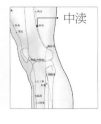

膝阳关　阳陵泉

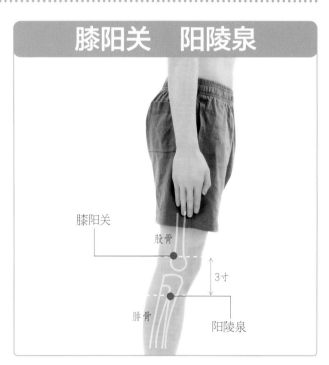

取穴位置

膝阳关

在膝外侧，当阳陵泉上3寸，股骨外上髁上方的凹陷处。

阳陵泉

在小腿外侧，当腓骨头前下方凹陷处。

主治

膝阳关

小腿麻木、膝腘肿痛挛急、半身不遂、脚气。

阳陵泉

①黄疸、口苦、呕吐。②胁肋痛、肩痛、下肢痿痹、腰髋肿痛、小儿惊风。

阳交　外丘

阳交为阳维脉郄穴，位于小腿外侧，具有疏肝理气、安神定志的作用。外丘为胆经之郄穴，"丘"指隆起处，穴位于小腿外侧，其处肌肉隆起如丘，故名。

阳交

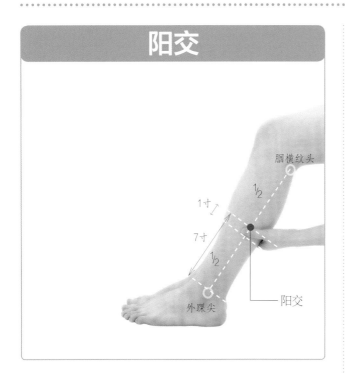

 取穴位置　在小腿外侧，当外踝尖上7寸，腓骨后缘。

主治　①面肿、瘰疬、胸胁胀满疼痛。②下肢痿痹、膝股痛。③惊狂、癫疾。

🌿 配伍治病

○ **两足麻木：**配阳辅、悬钟、行间、昆仑、丘墟。

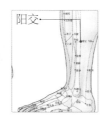

外丘

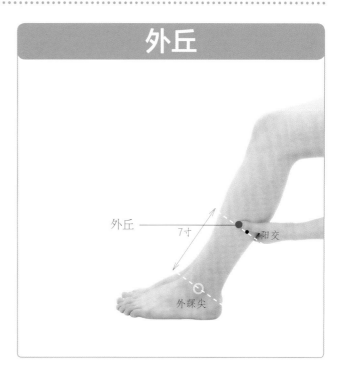

取穴位置　在小腿外侧，当外踝尖上7寸，腓骨前缘，平阳交。

主治　①胸胁痛、颈项强痛。②下肢痿痹。③癫狂。

🌿 配伍治病

○ **癫痫：**配腰奇、间使、丰隆、百会。
○ **下肢痿痹：**配环跳、伏兔、阳陵泉、阳交。

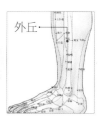

光明　阳辅

　　光明为胆经之络穴，与足厥阴肝经相通，而肝开窍于目，此穴主治目疾，使人重见光明。阳辅位于辅骨（腓骨）外侧前缘，故名。在寒冷天气里出现偏头痛或小腹痛时，要加强阳辅处的保暖。

光明

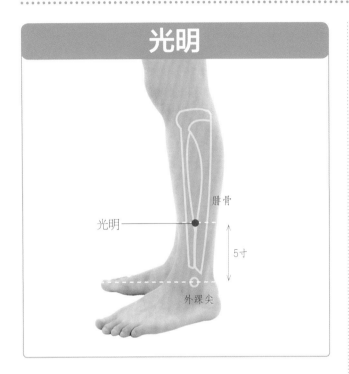

腓骨

光明

5寸

外踝尖

 取穴位置　在小腿外侧，当外踝尖上5寸，腓骨前缘。

 主治　①目视不明、目痛、夜盲、白内障。②下肢痿痹、膝痛。③乳房胀痛、乳汁少。

🌿 配伍治病

💧 **青光眼、早期白内障：**配肝俞、睛明、风池、目窗。

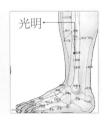

光明

阳辅

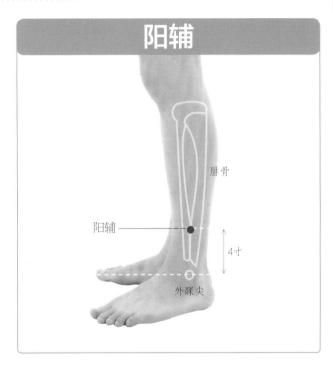

腓骨

阳辅

4寸

外踝尖

 取穴位置　在小腿外侧，当外踝尖上4寸，腓骨前缘稍前方。

主治　①下肢痿痹、脚气、恶寒发热。②偏头痛、目外眦痛、咽喉肿痛。③腋下肿痛、胸胁胀痛、瘰疬。

🌿 配伍治病

💧 **下肢痿痹、足内翻畸形：**配陵后、飞扬、金门。

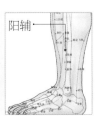

阳辅

悬钟　丘墟

悬钟为髓会，是足少阳胆经经气聚注之处，因位于外踝尖上3寸，未及于足，犹如悬挂状，故名。丘墟穴为胆经之原穴，位于足外踝前下方凹陷处，此处高起犹如大的土丘，故名。

悬钟

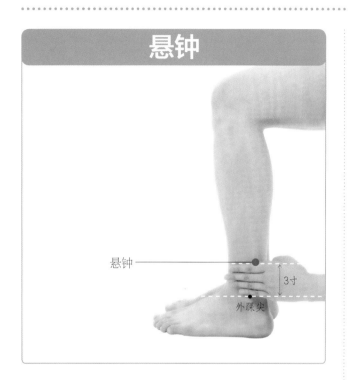

取穴位置 在小腿外侧，当外踝尖上3寸，腓骨前缘。

主治 ①下肢痿痹、脚气、瘾疹。②胸胁胀痛、腋下肿痛。③颈项强痛、偏头痛、咽喉肿痛。

🔖 **配伍治病**

◇ **瘾疹：** 配血海、曲池。

◇ **半身不遂：** 配昆仑、合谷、肩髃、曲池、足三里。

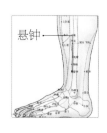

丘墟

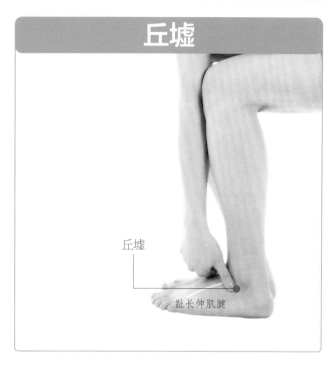

取穴位置 在足外踝的前下方，当趾长伸肌腱的外侧凹陷处。

主治 ①胸胁胀痛、颈项痛。②下肢痿痹、外踝肿痛、脚气。③疟疾。

🔖 **配伍治病**

◇ **踝跟足痛：** 配昆仑、悬钟。

◇ **胁痛：** 配中渎。

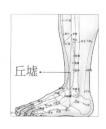

足临泣　地五会

足临泣为足少阳胆经之输穴、八脉交会穴之一，通带脉。此穴对应肝脏，主治目疾，同时穴临于足，与头临泣相对应，故名。地五会为胆经脉气上下会通之处，主治足部疾病，使足部站立平稳，故名。

足临泣

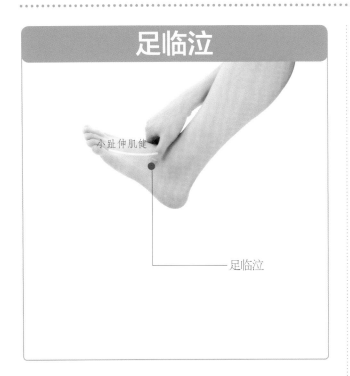

小趾伸肌健

足临泣

取穴位置 在足背外侧，当足4趾本节（第4跖趾关节）的后方，小趾伸肌腱的外侧凹陷处。

主治 ①目赤肿痛、目眩、目涩、偏头痛。②乳痛、乳房胀痛、月经不调。③瘰疬、疟疾。④胸胁疼痛、足跗肿痛。

🌿 配伍治病

◦ **月经不调**：配三阴交、中极。

◦ **腰软无力**：配带脉。

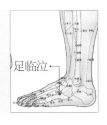

足临泣

地五会

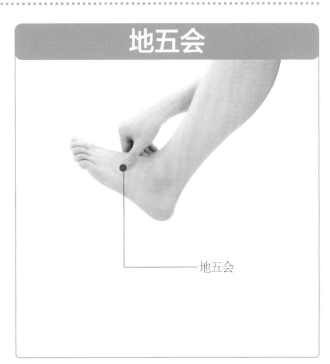

地五会

取穴位置 在足背外侧，当足4趾本节（第4跖趾关节）的后方，第4、第5跖骨之间，小趾伸肌腱内侧缘。

主治 ①足跗肿痛、胸胁痛、腰痛。②乳房胀痛、乳痛。③头痛、目赤肿痛、耳鸣。

🌿 配伍治病

◦ **耳鸣、腰痛**：配耳门、足三里。

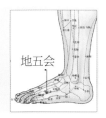

地五会

侠溪　足窍阴

侠溪为足少阳胆经之荥穴，"侠"通夹，"溪"含沟陷之意。本穴在足第4、第5趾趾缝间凹陷处，故名。足窍阴为胆经之井穴，位于足第4趾趾端，好似与足厥阴肝经相会之关窍。

侠溪

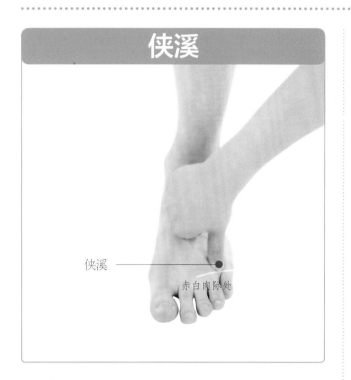

侠溪
赤白肉际处

取穴位置 在足背外侧，当第4、第5趾之间，趾蹼缘后方赤白肉际处。

主治 ①胁肋痛、乳痛。②头痛、目赤肿痛、耳鸣、耳聋、眩晕。③热病。

 配伍治病

○ **眩晕、头痛**：配太阳、太冲、风池。

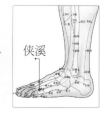
侠溪

足窍阴

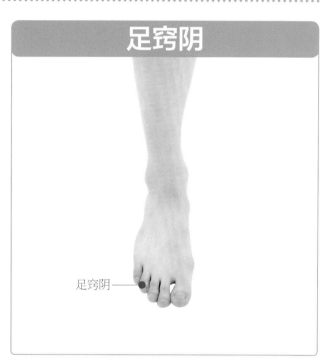

足窍阴

取穴位置 在足第4趾末节外侧，距趾甲角0.1寸。

主治 ①胁肋痛、足跗肿痛。②目赤肿痛、耳鸣耳聋、咽喉肿痛。③热病、中风、昏迷。④头痛、失眠、多梦。

配伍治病

○ **中风、昏迷**：配水沟、太冲、中冲、百会、风池。

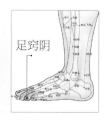
足窍阴

足厥阴肝经

大敦足大端外侧，行间两指缝中间，
太冲本节后二寸，中封内踝前一寸，
蠡沟踝上五寸是，中都上行二寸中，
膝关犊鼻下二寸，曲泉屈膝尽横纹。
阴包膝上行四寸，气冲三寸下五里，
阴廉气冲下二寸，急脉毛际旁二五，
厥阴大络系睾丸，章门脐上二旁六，
期门从章斜行乳，直乳二肋端缝已。

大敦　行间

大敦为足厥阴肝经之井穴，位于足大趾外侧，因其处大而敦厚而得名。行间为
肝经之荥穴，位于第1、第2趾间缝纹端，脉气行于两趾头间而入本穴，故名。

大敦

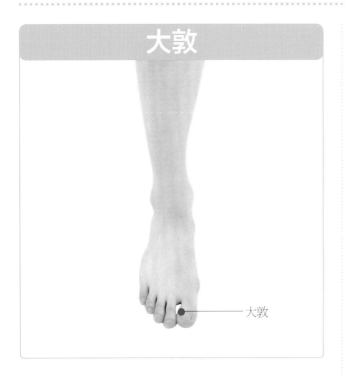

大敦

取穴位置 在足大趾末节外侧，距趾甲角0.1寸。

主治 ①疝气、遗尿、癃闭、月经不调、崩漏、阴挺。②癫狂痫。

 配伍治病

- **癫狂痫**：配内关、水沟。
- **疝气**：配气冲。

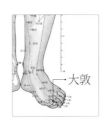

大敦

行间

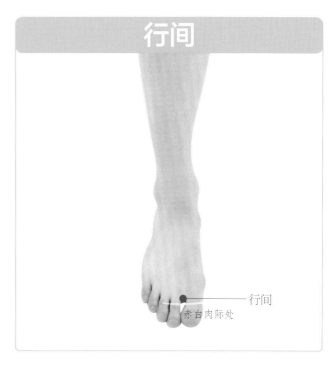

行间
赤白肉际处

取穴位置 在足背侧，当第1、第2趾间，趾蹼缘的后方赤白肉际处。

主治 ①中风、癫痫、头痛、目眩、目赤肿痛、青盲、口歪。②胸胁满痛、黄疸、胃痛。③月经不调。

配伍治病

- **青光眼**：配睛明。
- **肝气犯胃之胃痛**：配中脘、肝俞、胃俞。

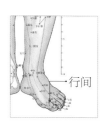

行间

太冲　中封

太冲为肝经之输穴、原穴，为疏肝理气之要穴，与合谷构成"四关穴"，运行全身气血。中封穴为肝经之经穴，穴在内踝高点前方，以胫骨前肌腱内侧为界，前有筋，后有骨，故名。

太冲

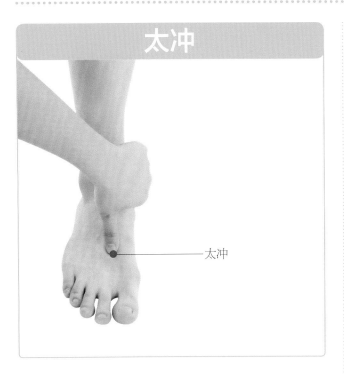

——太冲

 取穴位置　在足背侧，当第1跖骨间隙的后方凹陷处。

 主治　①胁痛、下肢痿痹。②头痛、眩晕、癫狂痫。③月经不调、带下、遗尿。④贫血。

🌿 配伍治病

💧 **癫狂痫：** 配间使、鸠尾、心俞、肝俞。

💧 **贫血：** 配肝俞、膈俞、太溪、血海。

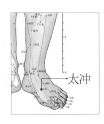

——太冲

中封

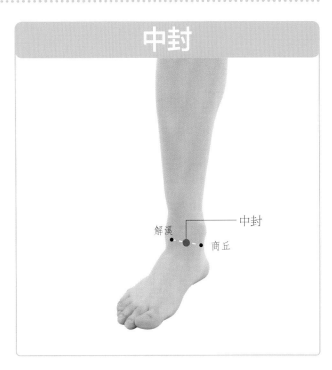

解溪　　中封
　　　　商丘

取穴位置　在足背侧，当足内踝前，商丘与解溪连线之间，胫骨前肌腱的内侧凹陷处。

主治　①下肢痿痹、足踝肿痛。②腹痛、疝气、遗精、小便不利。

🌿 配伍治病

💧 **遗精、小便不利：** 配足三里、阴廉。

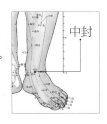

中封

蠡沟 中都

蠡沟为肝经之络穴，位于内踝尖上5寸，腿肚形如蠡勺，胫骨之内犹似渠沟，因而得名。中都为肝经之郄穴，因穴在胫骨中部而得名。

蠡沟

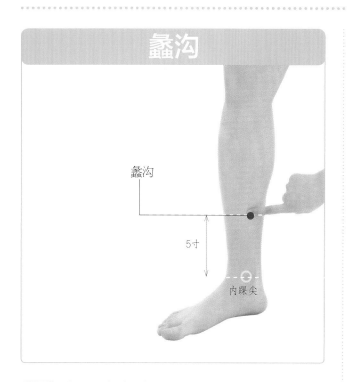

取穴位置 在小腿内侧，当足内踝尖上5寸，胫骨内侧面的中央。

主治 ①足胫疼痛。②月经不调、赤白带下、阴挺、小便不利、疝气、睾丸肿痛。

配伍治病

○ **赤白带下、睾丸肿痛：**配大敦、气冲。

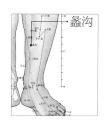

中都

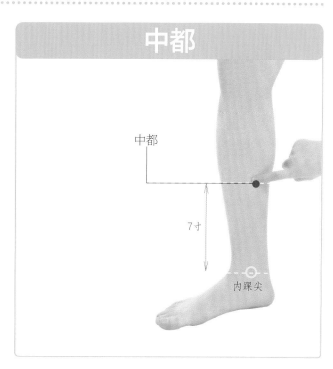

取穴位置 在小腿内侧，当足内踝尖上7寸，胫骨内侧面的中央。

主治 ①胁痛、下肢痿痹。②疝气、痛经、崩漏、恶露不尽。③腹痛、泄泻。

配伍治病

○ **崩漏：**配血海、三阴交。
○ **痛经：**配合谷、次髎、三阴交。

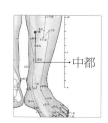

膝关　曲泉

膝关位于膝关节处，因主治膝内廉痛引髌，不可屈伸，故而得名。曲泉为肝经之合穴，属水性，故以泉喻之。此穴位于膝内侧面屈曲之凹陷处，"曲"由此得来。

膝关

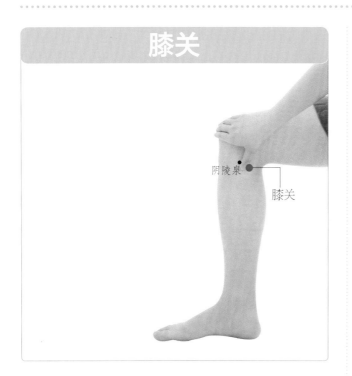

 取穴位置　在小腿内侧，当胫骨内上髁的后下方，阴陵泉后1寸，腓肠肌内侧头的上部。

 主治　膝股疼痛、下肢痿痹。

🖐 配伍治病

○ **两膝疼痛：** 配委中、足三里。

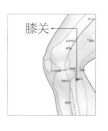

曲泉

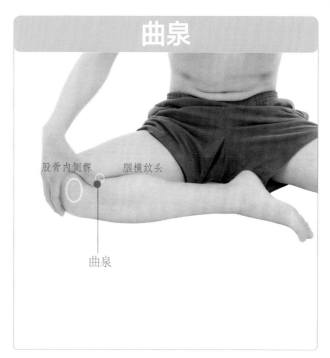

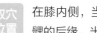 **取穴位置**　在膝内侧，当膝关节内侧面横纹内侧端，股骨内侧髁的后缘，半腱肌、半膜肌止端的前缘凹陷处。

 主治　①膝股肿痛、下肢痿痹。②小腹痛、月经不调、痛经、带下、阴挺、阴痒、遗精、阳痿、乳房胀痛。

🖐 配伍治病

○ **心腹疼痛、乳房胀痛、疝痛：** 配支沟、阳陵泉。
○ **痛经、月经不调：** 配归来、三阴交。

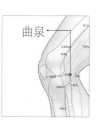

145

阴包 足五里

阴包中的"阴"指穴在股内侧，"包"指包容，位于足太阴脾经和足少阴肾经之间，故名。足五里在箕门上5寸，为足厥阴肝经倒数第五个穴位，故名。

阴包

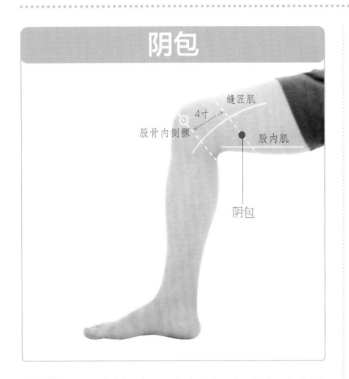

 取穴位置 在大腿内侧，当股骨内上髁上4寸，股内肌与缝匠肌之间。

主治 ①腰骶痛引小腹痛。②月经不调、小便不利、遗尿。

🖐 **配伍治病**

💧 **月经不调：** 配交信。

💧 **膝股内侧疼痛：** 配箕门、足五里、血海。

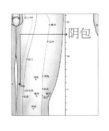

足五里

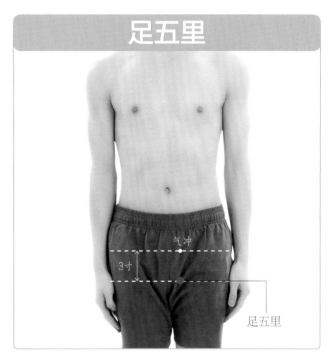

取穴位置 在大腿内侧，当气冲直下3寸，大腿根部，耻骨结节的下方，长收肌的外缘。

主治 ①小腹胀痛、小便不通、带下、阴挺、睾丸肿痛、遗尿。②嗜卧、四肢倦怠。

🖐 **配伍治病**

💧 **嗜卧：** 配三阳络、天井、厉兑、三间。

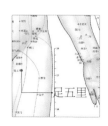

阴廉　急脉

阴廉中的"廉"指侧边，穴在股内侧、阴器旁，故名。急脉中的"急"喻冲动之感，因穴位于阴旁动脉处，其脉冲动甚急而得名。按压急脉能治疗肠痉挛。

阴廉

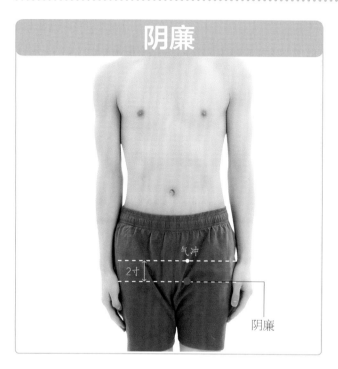

气冲
2寸
阴廉

 取穴位置 在大腿内侧，当气冲直下2寸，大腿根部，耻骨结节的下方，长收肌的外缘。

主治 ①股内侧痛、下肢挛急。②月经不调、赤白带下、小腹痛。

🌿 配伍治病

💧 **女子不孕症、男子不育症：** 配肾俞、大赫、命门、太溪。

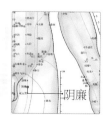

阴廉

急脉

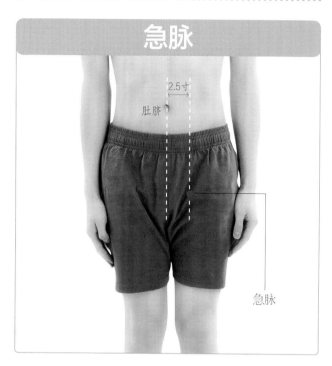

2.5寸
肚脐
急脉

 取穴位置 在耻骨结节的外侧，当气冲外下方腹股沟股动脉搏动处，前正中线旁开2.5寸。

主治 ①股内侧痛。②小腹痛、疝气、阴挺、阴茎痛、阳痿。

🌿 配伍治病

💧 **疝气、阴挺：** 配大敦。

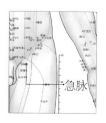

急脉

章门　期门

章门为八会穴之脏会、脾之募穴，"章"为彰盛，意指足厥阴肝经行此与五脏之气盛会，为脏气出入之门户。此穴为主治脏病之要穴。期门为肝之募穴，意为气血归入之门户。

章门

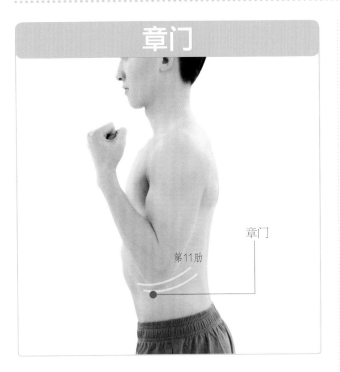

第11肋

章门

 取穴位置 在侧腹部，当第11肋游离端的下方。

 主治 ①胸胁痛、黄疸。②腹胀痛、肠鸣、腹泻、呕吐、痞块、小儿疳疾。②风疹。

🌿 配伍治病

💧 **荨麻疹、组织胺过敏：** 配足三里。

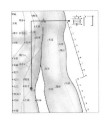
章门

期门

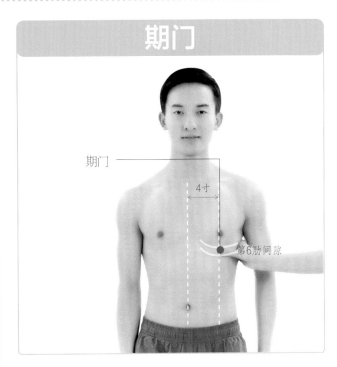

期门

4寸

第6肋间隙

 取穴位置 在胸部，当乳头直下，第6肋间隙，前正中线旁开4寸。

主治 ①胸胁胀痛、乳痈、咳嗽。②呕吐、吞酸、呃逆、腹胀、腹泻、疝气。

🌿 配伍治病

💧 **疝气：** 配大敦。

💧 **胆囊炎、胆石症：** 配肝俞、公孙、太冲、内关。

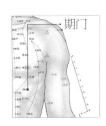
期门

CHAPTER 13

督脉

尾间骨端是长强，二十一椎腰俞当，
十六阳关十四命，一三悬枢脊中央，
十椎中枢筋缩九，七椎之一乃至阳，
六灵五身三身柱，陶道一椎之下乡，
一椎之上大椎穴，上至发际哑门行，
风府一寸宛中取，脑户二五枕之方，
再上四寸强间位，五寸五分后项强，
七寸百会顶中取，耳尖前后发中央，
前顶前行八寸半，前行一尺囟会量，
一尺一寸上星位，前发尺二神庭当，
鼻端准头素髎穴，水沟鼻下人中藏，
兑端唇上端上取，龈交唇内齿缝乡。

长强 腰俞

长强为督脉之络穴，督脉为诸阳之首，气血强盛；加之督脉沿脊而行，脊柱形长，故名。此穴是防治痔疮的养生要穴。腰俞在腰尻交接处，是治疗腰部、腿部以及内脏疾病的重要穴位。

长强

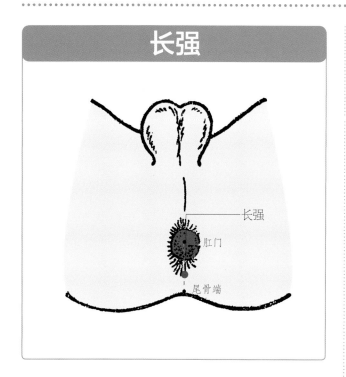

 取穴位置 在尾骨端下，当尾骨端与肛门连线的中点处。

主治 ①痔疮、脱肛、便秘、泄泻、痢疾、便血。②癫狂痫、瘛疭。③腰痛、尾骶骨痛。

🍂 **配伍治病**

◇ **脱肛、痔疮：** （灸治）配二白、百会。

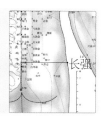

腰俞

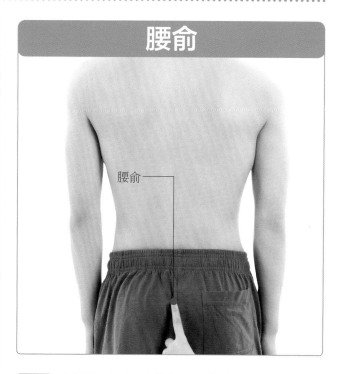

 取穴位置 在骶部，当后正中线上，适对骶管裂孔处。

主治 ①便秘、痔疮、脱肛。②月经不调、闭经。③腰脊强痛、下肢痿痹。④癫痫。

🍂 **配伍治病**

◇ **腰脊冷痛：** 配膀胱俞、长强、气冲、上髎、下髎、居髎。

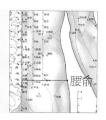

腰阳关　命门

腰阳关为督脉上重要穴位，"关"即关隘，督脉为阳脉之海，意指阳气通行之关。命门位于两肾俞之间，因肾间动气为身体元气之本，故意指本穴为生命之门户。

腰阳关

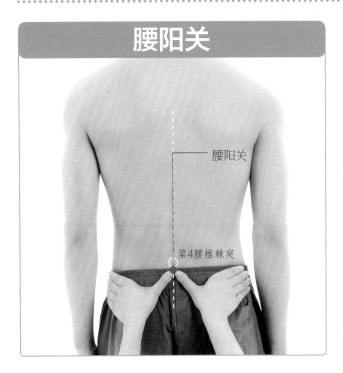

腰阳关

第4腰椎棘突

取穴位置　在腰部，当后正中线上，第4腰椎棘突下凹陷中。

主治　①腰骶疼痛、下肢痿痹。②月经不调、赤白带下。③遗精、阳痿。

🌿 配伍治病

◊ **腰腿痛、坐骨神经痛：** 配腰夹脊、秩边、承山、飞扬。

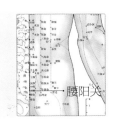

腰阳关

命门

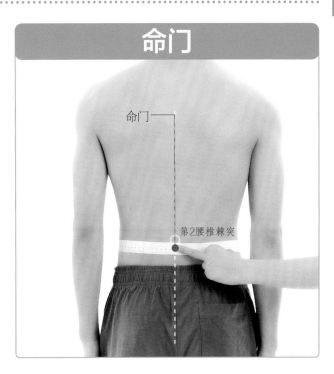

命门

第2腰椎棘突

取穴位置　在腰部，当后正中线上，第2腰椎棘突下凹陷中。

主治　①腰痛、下肢痿痹。②月经不调、赤白带下、不孕。③遗精、阳痿、小便频数。④小腹冷痛、泄泻。

🌿 配伍治病

◊ **腰部寒湿痹痛：** 配大肠俞、膀胱俞、阿是穴。

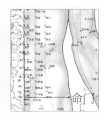

命门

中枢　筋缩

中枢位于第10胸椎棘突下方，接近脊柱中部，为躯体运动之枢纽，故而得名。筋缩位于两肝俞之间，第9胸椎棘突下。因肝主筋，所以此穴对筋脉挛缩诸病有良效。

中枢

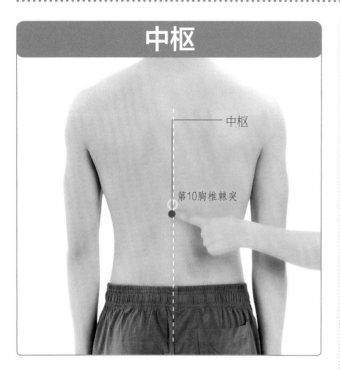

中枢

第10胸椎棘突

取穴位置　在背部，当后正中线上，第10胸椎棘突下凹陷中。

主治　①腰背疼痛。②黄疸、呕吐、腹满、胃痛、食欲不振。

 配伍治病

◇ **腰背疼痛**：配命门、腰眼、阳陵泉、后溪。

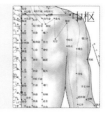

筋缩

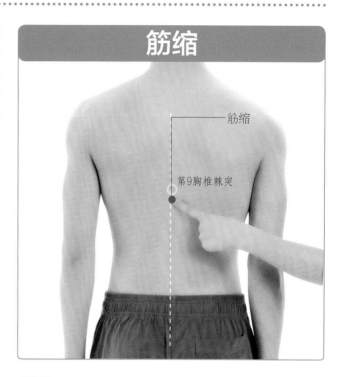

筋缩

第9胸椎棘突

取穴位置　在背部，当后正中线上，第9胸椎棘突下凹陷处。

主治　①腰脊强、背痛、四肢不收、筋挛拘急。②胃痛、黄疸。③抽搐、癫狂痫。

配伍治病

◇ **癫狂痫**：配通里。
◇ **腰脊强**：配水道。

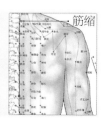

至阳　灵台

至阳位于第7胸椎部，为阳气之最，且第6、第7胸椎棘突系脊柱胸曲部隆起的最突出点，故名。按摩此穴，可治心绞痛，是夏季养心的重要穴位之一。灵台在至阳之上，因位于心脏处而得名。

至阳

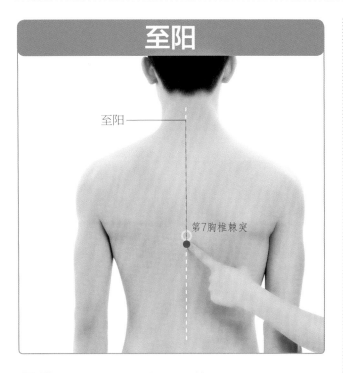

至阳
第7胸椎棘突

取穴位置 在背部，当后正中线上，第7胸椎棘突下凹陷处；或两肩胛骨下角连线的中点。

主治 ①胃痛、腹痛、腹胀、脊背强痛。②咳嗽、气喘。③胸胁胀痛、黄疸、身热。

 配伍治病

◇ **黄疸：** 配曲池、阳陵泉、脾俞。

◇ **腹胀：** 配天枢、大肠俞。

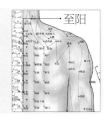

至阳

灵台

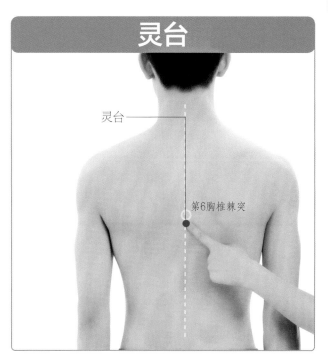

灵台
第6胸椎棘突

取穴位置 在背部，当后正中线上，第6胸椎棘突下凹陷处。

主治 ①脊痛项强、胸胁痛。②咳嗽气喘、胃痛。③疔疮、身热。

配伍治病

◇ **胸胁痛：** 配阳陵泉、支沟。

◇ **背痛：** 配身柱、至阳。

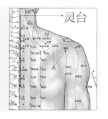

灵台

153

神道　身柱

神道位于第5胸椎下方，两心俞之间，由于心藏神，此穴就成为心气之通道，临床上可治神志病变。身柱穴位于两肩胛冈之间，是肩部支撑负重的重要部位。

神道

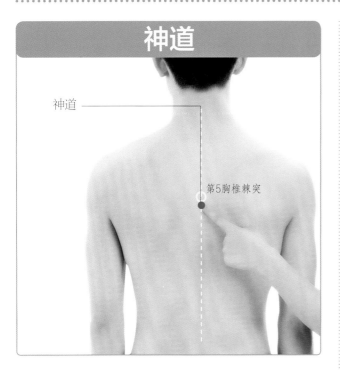

神道

第5胸椎棘突

 取穴位置　在背部，当后正中线上，第5胸椎棘突下凹陷处。

主治　①咳嗽气喘、胸痹、脊背强痛、肩背痛。②心痛、心悸、怔忡、失眠、健忘。③小儿惊痫、癫痫。

🌿 配伍治病

◊ **健忘、惊悸：** 配神门。

◊ **胸痹：** 配心俞、厥阴俞、内关、通里、曲泽。

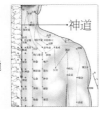

身柱

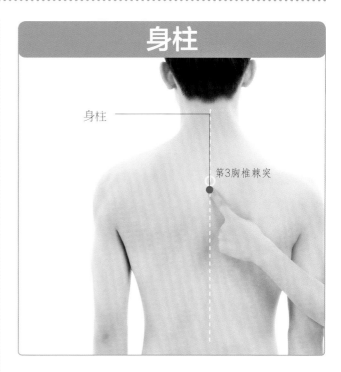

身柱

第3胸椎棘突

取穴位置　在背部，当后正中线上，第3胸椎棘突下凹陷处。

主治　①脊背强痛、疔疮。②身热、头痛、咳嗽、气喘。③癫狂痫。

🌿 配伍治病

◊ **癫狂痫：** 配水沟、内关、丰隆、心俞。

◊ **疔疮：** 配灵台、合谷、委中。

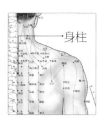

陶道　大椎

陶道位于背部第1胸椎棘突下，阳气上行于此，犹如陶灶火气所出之通道，故名。此穴除可调节人体气血运行之外，还能有效改善肺功能，治疗慢性支气管炎。
大椎位于第7颈椎棘突下，此处隆起最高，故名。

陶道

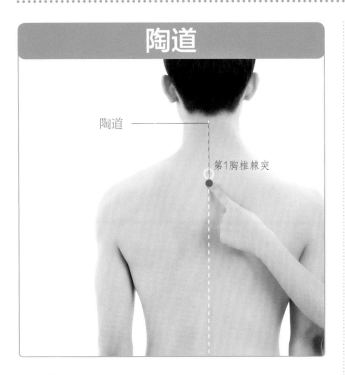

陶道

第1胸椎棘突

取穴位置 在背部，当后正中线上，第1胸椎棘突下凹陷处。

主治 ①头痛、脊痛项强、胸背痛。②热病、骨蒸潮热、疟疾。③癫狂痫。

🌿 配伍治病

💧 **胸背痛：** 配肾俞、腰阳关、委中。

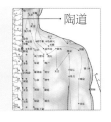

陶道

大椎

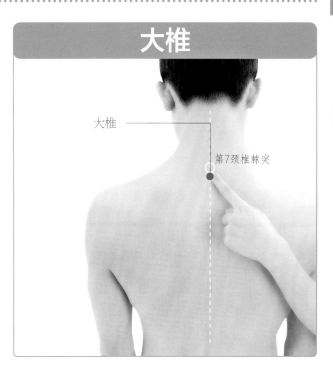

大椎

第7颈椎棘突

取穴位置 在后正中线上，第7颈椎棘突下凹陷中。

主治 ①项强脊痛。②感冒咳嗽、气喘、风疹、痤疮、骨蒸盗汗、疟疾、热病。③癫狂痫、小儿惊风。

🌿 配伍治病

💧 **虚损、盗汗、劳热：** 配肺俞。
💧 **癫痫：** 配腰奇、间使。

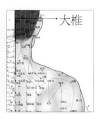

大椎

哑门　风府　脑户

哑门联系舌本，因与发音器官有关而得名，主治"哑不能言"等。风府因所处部位易受风邪侵入而得名。脑户靠近枕骨处，意指脑之门户，因与脑髓相对应，主治与脑相关疾病。

哑门

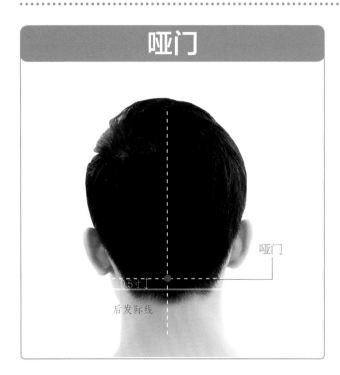

取穴位置 在项部，当后发际正中直上0.5寸，第1颈椎下。

主治 ①头痛、项强、中风。②暴喑、舌强不语。③癫狂痫。

❀ 配伍治病
- **舌强不语：** 配人中、廉泉。
- **癫狂痫：** 配百会、人中、丰隆、后溪。

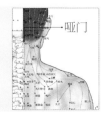

风府　脑户

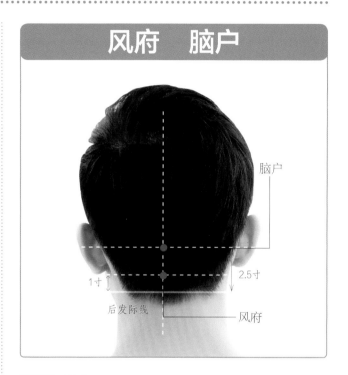

取穴位置
风府
在项部，当后发际正中直上1寸，枕外隆凸直下，两侧斜方肌之间凹陷中。
脑户
在头部，后发际正中直上2.5寸，风府上1.5寸，枕外隆凸的上缘凹陷处。

主治
风府
①头痛、颈项强痛、眩晕。②咽喉肿痛、目痛、鼻衄、失音。
脑户
①头痛、眩晕、失音。②项强、癫痫。

强间　后顶

强间中的"强"指坚硬，"间"指中间，由穴位于枕骨中，枕骨异常坚硬而得名。后顶位于头顶百会之后，因而得名。

强间

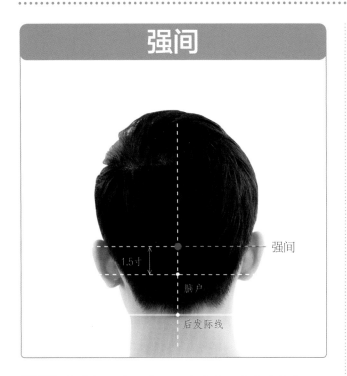

强间

1.5寸

脑户

后发际线

取穴位置　在头部，当后发际正中直上4寸（脑户上1.5寸）。

主治　①头痛、目眩、项强。②癫狂痫、失眠、心烦。

🌿 配伍治病

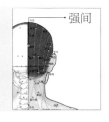

强间

◇ **头痛、目眩：**配后溪、至阴。

◇ **头痛难忍：**配丰隆。

后顶

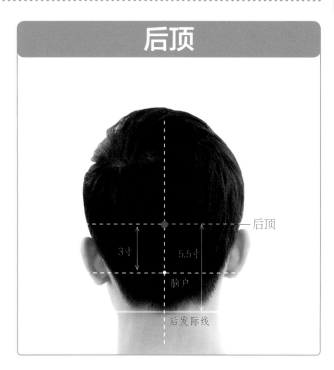

后顶

3寸　5.5寸

脑户

后发际线

取穴位置　在头部，当后发际正中直上5.5寸（脑户上3寸）。

主治　①头痛、眩晕、项强。②失眠、癫狂痫。

🌿 配伍治病

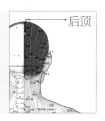

后顶

◇ **头顶剧痛：**配百会、合谷。

◇ **颈项痛：**配外丘。

百会　前顶

百会膀胱为督脉、足太阳膀胱经交会穴，位于头顶，百病皆治，故而得名。
此穴是人体头部养生第一要穴。前顶，与后顶相对，位于头顶百会之前，而得名。

百会

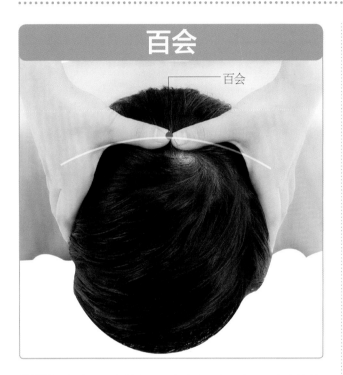

 取穴位置 在头部，当前发际正中直上5寸；或两耳尖连线的中点处。

 主治 ①头痛、眩晕。②失眠、健忘、痴呆。③脱肛、阴挺、久泻。④中风、癫狂痫。

🌿 配伍治病

◇ **脱肛：** 配足三里、长强、承山。

◇ **头风头痛：** 配脑空、天柱。

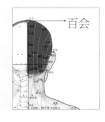

前顶

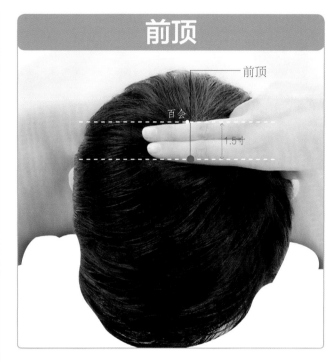

 取穴位置 在头部，当前发际正中直上3.5寸（百会前1.5寸）。

 主治 ①头痛、眩晕。②鼻渊、目赤肿痛。③中风、癫痫。

🌿 配伍治病

◇ **面肿虚浮：** 配人中。

◇ **目暴赤肿：** 配百会。

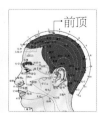

神庭　素髎　水沟

神庭位于前额部，因大脑为元神之府，而前额又叫天庭，故名。素髎位于面部正中鼻端，而肺开窍于鼻，肺脏对应白色，故名。水沟位于鼻下凹陷处，因水沟似人形，穴居其中，故又称"人中"。

神庭

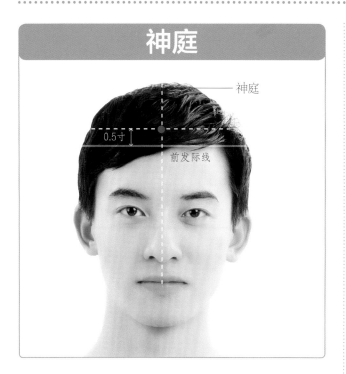

取穴位置 在头部，当前发际正中直上0.5寸。

主治 ①头痛、目眩、目赤、目翳、泪出、鼻渊、鼻衄。②失眠、惊悸、癫狂痫。

🌸 配伍治病

- **癫痫吐沫：** 配兑端、承浆。
- **泪出：** 配行间。

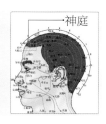

素髎　水沟

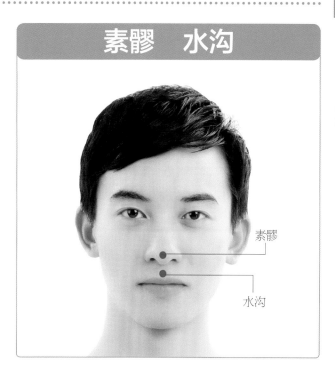

取穴位置

素髎
在面部，当鼻尖的正中央。

水沟
在面部，当人中沟的上1/3与中1/3交点处。

主治

素髎
鼻渊、鼻衄、酒糟鼻、昏迷、惊厥。

水沟
①中风，急、慢惊风，癫狂痫。②鼻塞、口歪、牙痛、牙关紧闭。③消渴、水肿、黄疸。④腰痛、脊强。

兑端　龈交

兑端中的"兑"为口，"端"为人中沟唇端，因位于上唇尖端而得名。在临床上，此穴不灸。龈交位于唇内上齿龈与唇系带连接处，且为任脉、督脉两脉交会部位，故名。

兑端

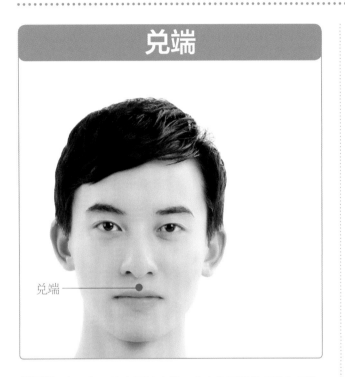

兑端

取穴位置　在面部，当上唇的尖端，人中沟下端的皮肤与唇的移行部。

主治　①口歪、齿龈肿痛、鼻塞、鼻衄。②消渴。③昏迷、晕厥、癫狂。

🌿 **配伍治病**

🔹 癫痫吐沫：配本神。

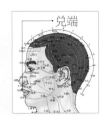

龈交

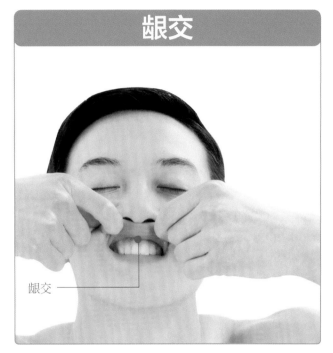

龈交

取穴位置　在上唇内，唇系带与上齿龈的连接处。

主治　①鼻渊、齿龈肿痛、面赤颊肿、口臭、齿衄、口噤不开。②急性腰痛、项强。③痔疮。④癫狂痫。

🌿 **配伍治病**

🔹 口臭：配承浆。

🔹 口噤不开：配上关、大迎、翳风。

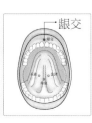

任脉

任脉会阴两阴间，曲骨毛际陷中安，

中极脐下四寸取，关元脐下三寸连，

脐下二寸名石门，脐下寸半气海全，

脐下一寸阴交穴，脐之中央即神阙，

脐上一寸为水分，脐上二寸下脘列。

脐上三寸名建里，脐上四寸中脘许，

脐上五寸上脘在，巨阙脐中六寸五，

鸠尾蔽骨下五分，中庭膻下寸六取，

膻中却在两乳间，膻上寸六玉堂主，

膻上紫宫三寸二，膻上华盖四八举，

膻上璇玑五寸八，玑上一寸天突起，

天突喉下约四寸，廉泉颔下骨尖已，

承浆颐前唇棱下，任脉中央行腹里。

会阴　曲骨

会阴为任脉、督脉、冲脉之交会穴，因位于前阴（外生殖器）与后阴（肛门）之间而得名。此穴是摆脱亚健康状态的重要穴位之一。曲骨位于耻骨联合部，因其骨略弯曲而得名。揉按曲骨可防治前列腺炎。

会阴

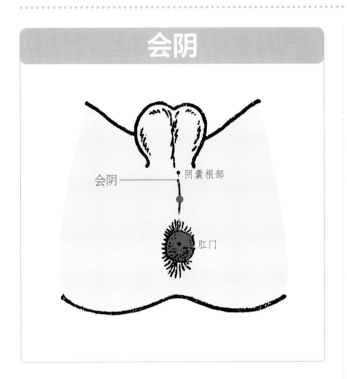

取穴位置 在会阴部，男性当阴囊根部与肛门连线的中点处；女性当大阴唇后联合与肛门连线的中点。

主治 ①遗尿、阳痿、遗精、月经不调、阴痛、阴挺、脱肛、痔疮。②溺水窒息、产后昏迷、癫狂痫。

 配伍治病

○ **癫狂痫：** 配神门。

○ **溺水窒息：** 配水沟。

○ **痔疮、脱肛：** 配承山。

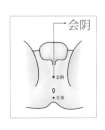

曲骨

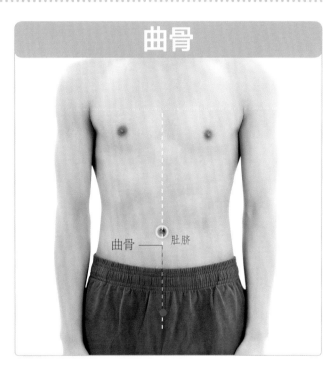

取穴位置 在前正中线上，耻骨联合上缘的中点处。

主治 ①小腹胀满、疝气、小便不利、遗尿。②阳痿、遗精、阴囊潮湿、月经不调、痛经、带下。

 配伍治病

○ **阳痿、遗精、癃闭：** 配膀胱俞、肾俞、次髎、阴陵泉、蠡沟。

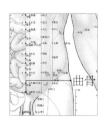

中极　关元

中极为膀胱募穴，由于此穴位于身体上下左右之中点部位，且在躯干尽头，故名。在临床上，此穴须在排尿后进行针刺。关元为小肠募穴，因穴近男子藏精、女子蓄血之处，为人身体之关要，系真元之所存。

中极

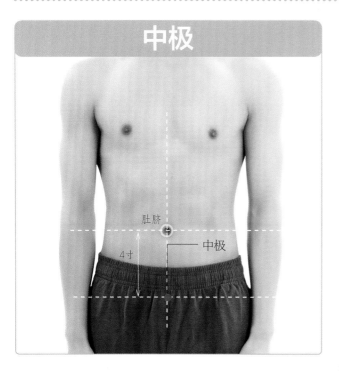

肚脐
4寸
中极

取穴位置 在下腹部，前正中线上，当脐中下4寸。

主治 ①疝气偏坠、遗尿、小便不利、癃闭。②遗精、阳痿、月经不调、崩漏、不孕、带下。

🌿 配伍治病

◇ **疝气偏坠：**配大敦、关元、三阴交。

◇ **遗尿不止：**配阴谷、气海、肾俞。

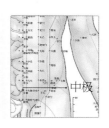

中极

关元

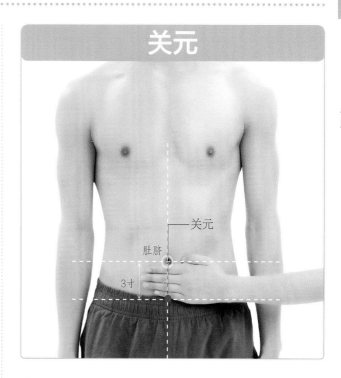

关元
肚脐
3寸

取穴位置 在下腹部，前正中线上，当脐中下3寸。

主治 ①小腹疼痛、腹泻、疝气。②遗精、早泄、月经不调、痛经、小便频数、遗尿。③中风脱证、虚劳羸瘦。

🌿 配伍治病

◇ **中风脱证：**配气海、肾俞（重灸）、神阙（隔盐灸）。

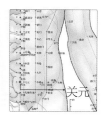

关元

石门 气海

石门为三焦募穴，"石门"有关口之意，女子不通阴道者名"石女"，故名。气海位于腹部，为生气之海，也是先天元气汇聚之处，故名。

石门

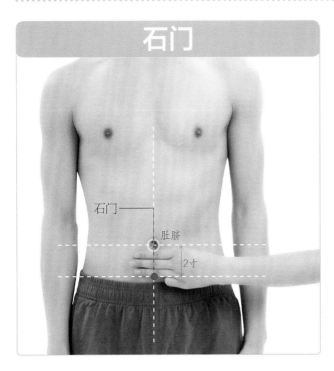

 取穴位置 在下腹部，前正中线上，当脐中下2寸。

主治 ①腹痛、腹胀、泄泻、疝气、小便不利、水肿。②遗精、阳痿、闭经、带下、崩漏、产后恶露不尽。

🍂 配伍治病

- **疝气：** 配大敦、归来。
- **崩漏、带下：** 配三阴交、带脉。

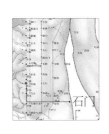

气海

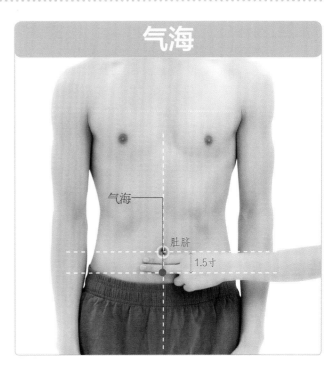

 取穴位置 在下腹部，前正中线上，当脐中下1.5寸。

主治 ①腹痛、泄泻、便秘、脱肛。②遗尿、遗精、月经不调、崩漏、带下、阴挺。③中风脱证、虚劳羸瘦。

🍂 配伍治病

- **胃下垂、子宫下垂、脱肛：** 配足三里、合谷、百会。

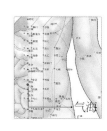

阴交　神阙

阴交位于任脉、冲脉、足少阴肾经交会处，能调理经带、利水消肿。神阙位于脐窝之中，胎儿就是由此通过母体获取营养而具形神，此穴意指神气通行的门户，故名。此穴禁刺、宜灸。

阴交

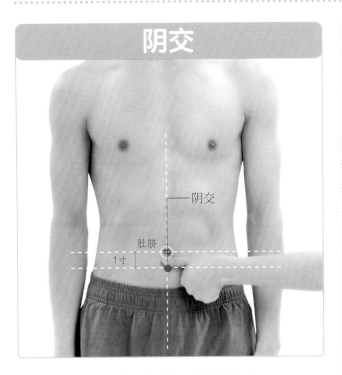

取穴位置 在下腹部，前正中线上，当脐中下1寸。

主治 ①腹痛、疝气、小便不利、水肿。②月经不调、崩漏、赤白带下。

 配伍治病

　♦ **月经不调、崩漏：** 配子宫、三阴交。

　♦ **脐周炎：** 配大肠俞、曲池。

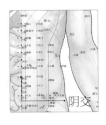

神阙

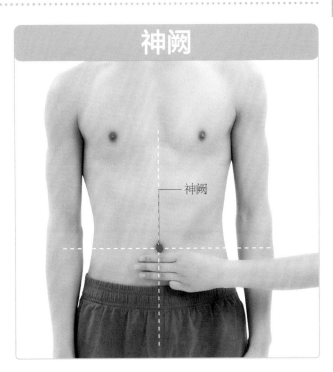

取穴位置 在腹中部，脐中央。

主治 ①腹痛、泄泻、痢疾、便秘、脱肛。②水肿、小便不禁。③虚脱。

配伍治病

　♦ **泄泻、便秘、绕脐腹痛：** 配公孙、水分、天枢、足三里。

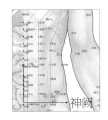

165

水分　下脘

水分位于脐上1寸，与小肠相对应，其作用为分清别浊而利水，故名。此穴是重要养生穴位，常按摩有减肥的作用。下脘为任脉与足太阴脾经交会穴，位于胃腑下方，故名。

水分

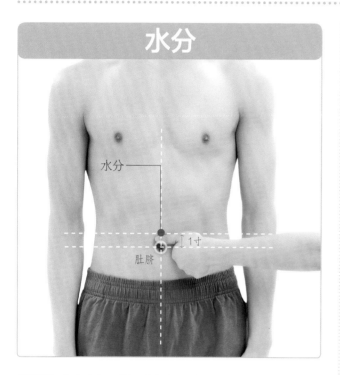

 取穴位置　在上腹部，前正中线上，当脐中上1寸。

主治　①腹痛、泄泻、反胃、吐食。②腹胀、小便不利、水肿。③小儿陷囟、腰脊强急。

🍃 配伍治病

○ **腹水：** 配天枢、地机。

○ **水肿：** 配脾俞、三阴交。

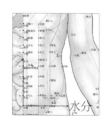

下脘

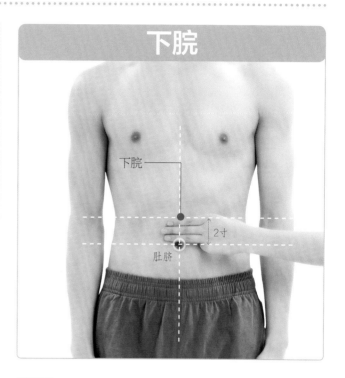

 取穴位置　在上腹部，前正中线上，当脐中上2寸。

主治　①腹痛、腹胀、泄泻、呕吐、食谷不化。②消瘦、虚肿。

🍃 配伍治病

○ **细菌性痢疾：** 配气海、天枢、关元、足三里。

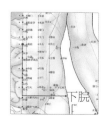

建里　中脘

建里位于中脘与下脘之间，犹如邻立于胃中、下部之间，因而得名。中脘是胃募穴、八会穴之腑会，位于胃脘中部，故名。此穴也是任脉与手太阳小肠经、足阳明胃经之交会穴，为养胃保健穴之一。

建里

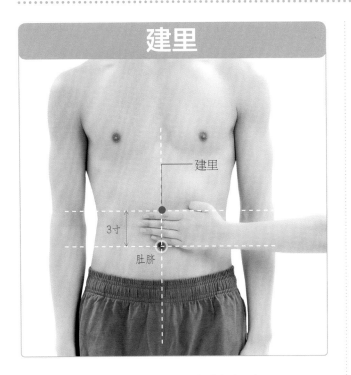

取穴位置 在上腹部，前正中线上，当脐中上3寸。

主治 ①胃痛、呕吐、腹胀、食欲不振、胸中苦闷。②胃脘疼痛、肠中切痛、水肿。

 配伍治病

○ **肚腹水肿：** 配水分。

○ **胸中苦闷：** 配内关。

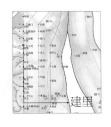

中脘

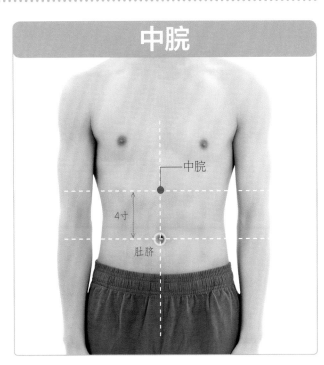

取穴位置 在上腹部，前正中线上，当脐中上4寸。

主治 ①胃痛、呕吐、吞酸、呃逆、腹胀、纳呆、疳疾、黄疸。②咳喘痰多。③失眠、癫狂病。

配伍治病

○ **急性胃肠炎：** 配梁丘、下巨虚。

○ **十二指肠球部溃疡：** 配肝俞、太冲、三阴交、公孙。

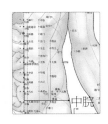

上脘　巨阙　鸠尾

上脘因位于胃脘上部而得名，与中脘相对应。巨阙为心募穴，位于身体中线而近心脏，是神气通行之处，犹如"心"之居所的宫门。鸠尾为任脉之络穴，因位于胸骨剑突下方而得名。

上脘　巨阙

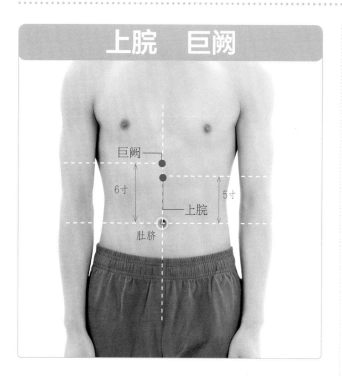

巨阙
6寸
上脘
肚脐
5寸

鸠尾

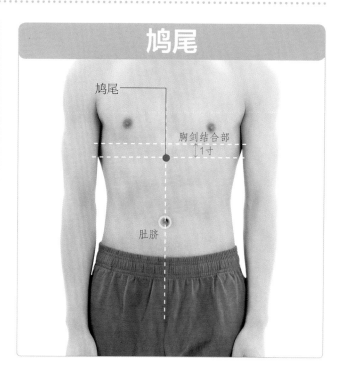

鸠尾
胸剑结合部
1寸
肚脐

取穴位置　上脘
在上腹部，前正中线上，当脐中上5寸。

巨阙
在上腹部，前正中线上，当脐中上6寸。

主治　上脘
①胃痛、呕吐、呃逆、腹胀、食谷不化、黄疸、吐血。②癫痫。

巨阙
①胃痛、呕吐、吞酸。②胸痛、心悸。③癫狂痫。

取穴位置　在上腹部，前正中线上，当胸剑结合部下1寸。

主治　①胸闷、心悸、心痛。②胃痛、腹胀、噎膈、呕吐。③癫狂痫。

🌿 配伍治病

- **胃痛：** 配梁门、足三里。
- **癫痫：** 配长强、水沟。

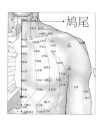

鸠尾

中庭　膻中　玉堂

中庭位于膻中下方，内应心脏，犹如宫前之庭。膻中为心包募穴、八会穴之气会，位于胸腔部位，而胸腔为宗气之海，故又叫"上气海"。玉堂在膻中上方，近心脏部位。

中庭　膻中

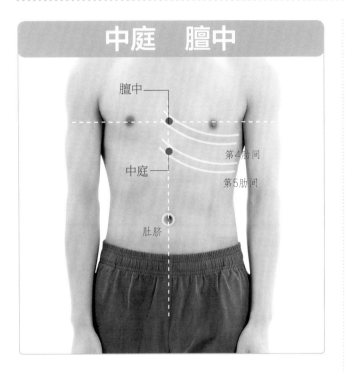

膻中

第4肋间

中庭

第5肋间

肚脐

取穴位置 中庭
在胸部，前正中线上，平第5肋间，即胸剑结合部。

膻中
在胸部，当前正中线上，平第4肋间，两乳头连线的中点。

主治 中庭
胸胁胀痛、心痛、呕吐、小儿吐乳。

膻中
①胸闷、胸痛、心痛、心悸。②呕吐、呃逆。③产后乳少、乳痈。

玉堂

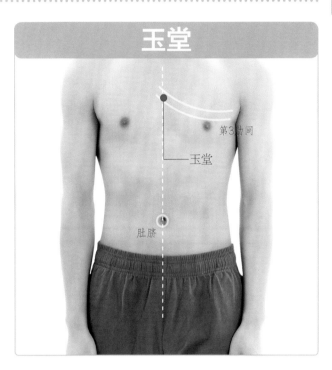

第3肋间

玉堂

肚脐

取穴位置 在胸部，当前正中线上，平第3肋间。

主治 ①咳嗽、气喘、胸痛、喉痹咽痛。②呃逆、呕吐。③两乳肿痛。

🌿 配伍治病

◇ **胸痹：** 玉堂透膻中、内关、胸夹肌。

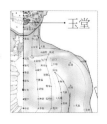

玉堂

169

廉泉　承浆

廉泉的"廉"为清之意，此穴位于喉结上方、舌本之下，与津液相关，故名。承浆的"承"指承受，"浆"指水浆；水浆入口时，下唇会主动相承，此穴居下唇凹陷中，故名。

廉泉

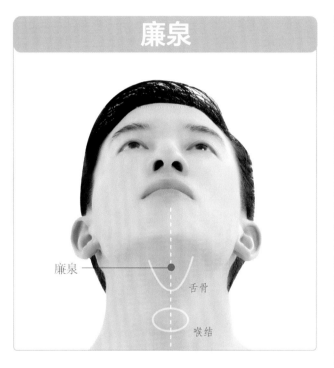

廉泉

舌骨

喉结

 取穴位置　仰靠坐位，在颈部，当前正中线上，喉结上方，舌骨上缘凹陷处。

主治　①舌下肿痛、舌纵流涎、舌强不语、口舌生疮。②舌本挛急、暴喑、吞咽困难、咽喉肿痛。

🌿 **配伍治病**

◇ **舌强不语、舌下肿痛：**配金津、玉液、少商、天突。

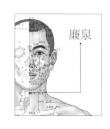

廉泉

承浆

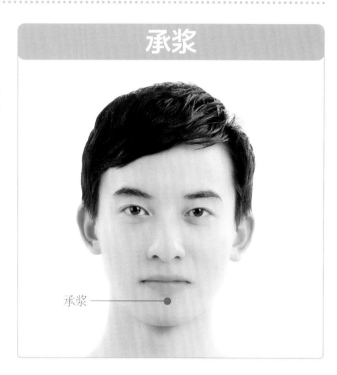

承浆

 取穴位置　仰靠坐位，在面部，当颏唇沟的正中凹陷处。

主治　①头项疼痛、口眼歪斜、唇紧、齿龈肿痛、牙痛、流涎、暴喑、口舌生疮、消渴。②癫狂。

🌿 **配伍治病**

◇ **头项疼痛、牙痛：**配风府。

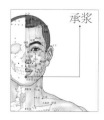

承浆

CHAPTER 15

经外奇穴

　　本章介绍的经外奇穴，在古代医书典籍中无对应歌诀。经外奇穴是指不包括在人体十四经穴内，具有确定名称、固定位置和相应主治功能的一类穴位。经外奇穴是人体经穴的重要补充，也是针灸腧穴学不可或缺的组成部分。

　　在临床上，经外奇穴的治疗作用显著，而且具有很强的针对性，如翳明治目疾、四缝治小儿疳积等。所以，历代医学家都十分重视经外奇穴。《黄帝内经》中就有不少不同于经穴的记载，是公认的关于经外奇穴的最早记录。后来，《千金方》《针灸大成》更逐渐将经外奇穴发展为一门学问。

四神聪　当阳

四神聪位于头顶部，共有4个穴位，因能治疗神志失调、耳目不聪等病症而得名。当阳位于头前部，而人头前部为阳，故名。

四神聪

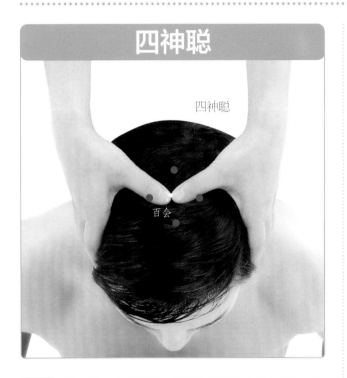

四神聪

百会

 取穴位置 正坐位，在头顶部，当百会前后左右各1寸处，共4个穴位。

 主治 ①头痛、眩晕。②失眠、健忘、癫痫。③脑积水、大脑发育不全。

🌿 **配伍治病**

💧 **肝阳上亢引起的眩晕：** 配太冲、合谷。

💧 **气血亏虚、肾精不足：** 配百会、足三里、三阴交。

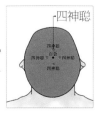

四神聪

当阳

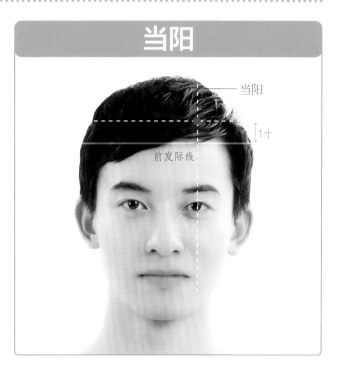

当阳

1寸

前发际线

 取穴位置 正坐位，在头前部，当瞳孔直上，前发际上1寸。

主治 ①头痛、目赤肿痛、眩晕。②感冒。

🌿 **配伍治病**

💧 **眩晕：** 配神聪、发际、鼻交、印堂、虎口。

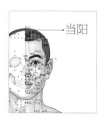

当阳

印堂　鱼腰　上明

印堂位于额部两眉头之间，古代星相家称此处为"印堂"，故名。鱼腰位于眉毛中央，而人之眉毛状若鱼形状，故名。上明位于眉毛弓中央、鱼腰下方，因有明目利窍之功得名。

印堂

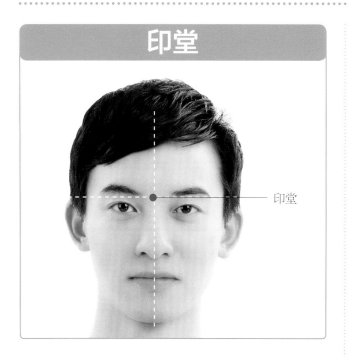

印堂

鱼腰　上明

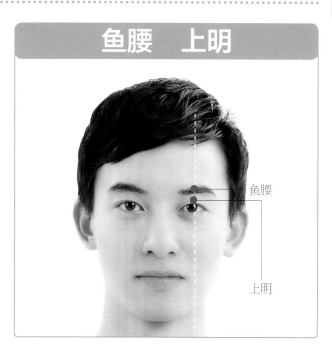

鱼腰

上明

取穴位置　在额部，当两眉头之中间。

主治　①头痛、眉棱骨痛、目痛、眩晕、小儿惊风、失眠。②鼻塞、鼻渊、鼻衄。

🌿 **配伍治病**

◇ **头重如石**：印堂沿头皮透攒竹。

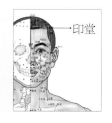

印堂

取穴位置

鱼腰

正坐或仰卧位，在额部，瞳孔直上，眉毛中。

上明

正坐或仰卧位，在额部，眉毛弓中点，眶上缘下方。

鱼腰

①眉棱骨痛。②目赤肿痛、眼睑下垂、目翳。

上明

角膜白斑、屈光不正、视神经萎缩。

太阳　耳尖

太阳位于头颞部的凹陷处，此部位俗称"太阳"，因此得名。耳尖位于耳郭顶端，故名。此穴主治各种耳疾，穴处放血还能辅助治疗高血压。

太阳

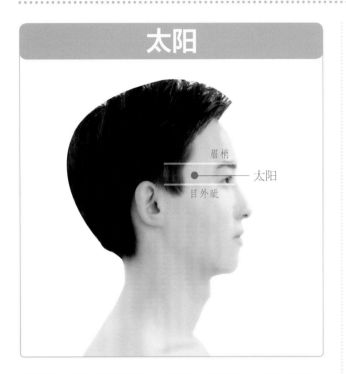

眉梢

太阳

目外眦

取穴位置 正坐或侧伏坐位，在颞部，当眉梢与目外眦之间，向后约1横指的凹陷处。

主治 ①偏正头痛、牙痛、面痛。②目疾。

 配伍治病

○ **高血压性头痛：** 配印堂，点刺放血治疗。

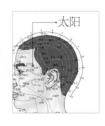

太阳

耳尖

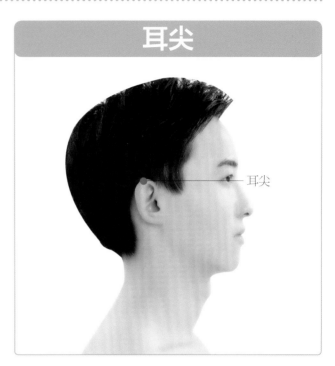

耳尖

取穴位置 正坐或侧伏坐位，在耳郭的上方，当折耳向前，耳郭上方的尖端处。

主治 ①目赤肿痛、麦粒肿、目翳。②偏头痛、咽喉肿痛。

配伍治病

○ **双眼结膜充血红肿：** 配委中穴——三棱针点刺双侧耳尖出血，针刺双侧委中出血数滴。

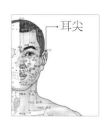

耳尖

球后　上迎香

球后的"球"指眼球，此穴所处位置较深，在眼球之后，故名。上迎香位于鼻侧，在大肠经迎香的上方，故名。此穴能治疗鼻塞、鼻炎、头痛等疾病。

球后

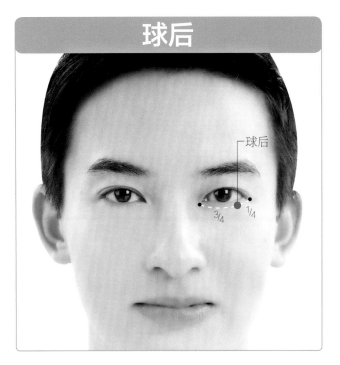

取穴位置 仰靠坐位，在面部，当眶下缘外1/4与内3/4交界处。

主治 视神经炎、视神经萎缩、视网膜色素变性、青光眼、早期白内障、近视。

🌿 配伍治病

◇ **视物不明：** 配光明、睛明。

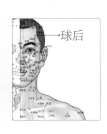

上迎香

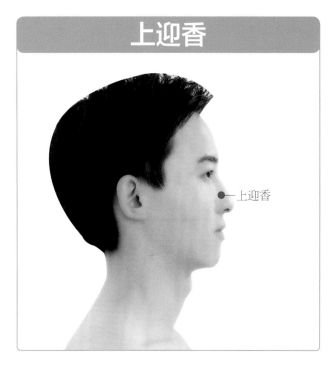

取穴位置 仰靠坐位，在面部，鼻翼软骨与鼻甲的交界处，近鼻唇沟上端尽处。

主治 ①鼻塞、鼻渊。②目赤肿痛、迎风流泪。③头痛。

🌿 配伍治病

◇ **鼻塞、鼻渊：** 配印堂、合谷、肺俞。

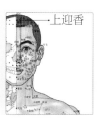

175

内迎香　夹承浆

内迎香位于鼻腔内部，因与大肠经迎香隔鼻翼相对，故名。在临床上，此穴主治鼻疾。夹承浆位于面部承浆旁，故名。

内迎香

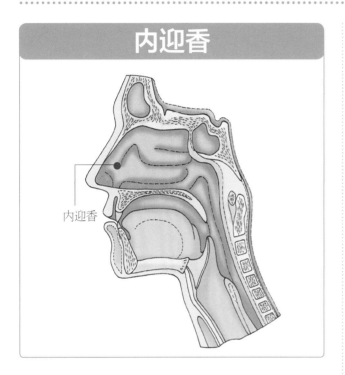

内迎香

取穴位置 仰靠坐位。在鼻孔内，当鼻翼软骨与鼻甲交界的黏膜处。

主治 ①目赤肿痛、鼻疾、喉痹。②热病、中暑、头痛、眩晕。

🌿 配伍治病
💧 **鼻炎及副鼻窦炎：** 内迎香埋线。

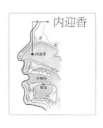

内迎香

夹承浆

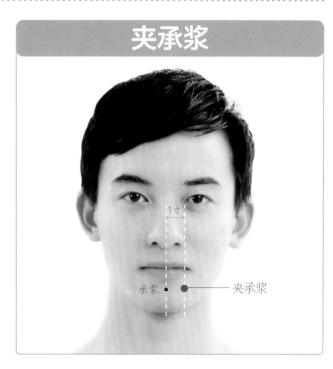

1寸

承浆　　夹承浆

取穴位置 在面部，承浆旁开1寸。

主治 齿龈肿痛、口歪、面肌痉挛。

🌿 配伍治病
💧 **面肌痉挛：** 配攒竹、四白。

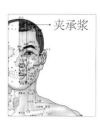

夹承浆

聚泉　海泉

聚泉中的"泉"指口腔内之津液，位于舌背正中，唾液在此处会聚，故名。海泉位于舌下，口腔内之津液由此而出，如源源不断的海水、泉水，故名。

聚泉

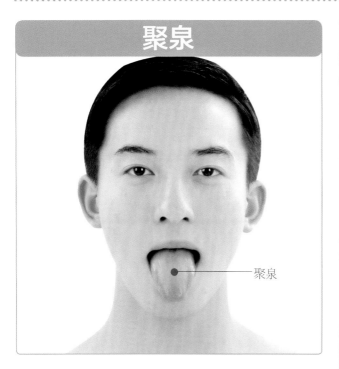

聚泉

取穴位置　正坐位，张口伸舌，在口腔内，当舌背正中缝的中点处。

主治　①舌强、舌缓、食不知味。②消渴、咳喘。

🌿 配伍治病

◦ **咳嗽：** 灸聚泉（隔姜灸）。

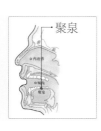

聚泉

海泉

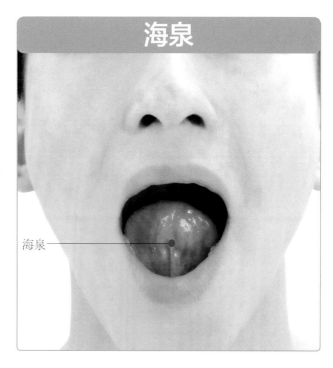

海泉

取穴位置　正坐张口，舌卷向后方，在口腔内，当舌下系带中点处。

主治　①舌缓不收、重舌肿胀。②消渴。③喉痹。

🦋 配伍治病

◦ **重舌肿胀：** 配十宣、金津、玉液。

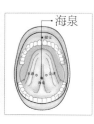

海泉

颈百劳　子宫

颈百劳因能治疗肺结核、颈淋巴结核，且穴在颈部，而得名。子宫，又叫胞宫，是女子孕育胎儿的器官，也能治疗子宫疾病。

颈百劳

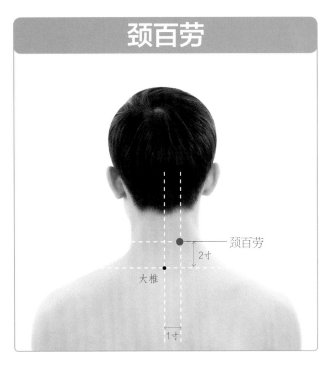

取穴位置　正坐位或俯伏坐位，在项部，当大椎直上2寸，后正中线旁开1寸。

主治　①颈项强痛、瘰疬。②咳嗽、气喘、骨蒸潮热、盗汗。

🌿 配伍治病

- **咳嗽：** 配肺俞、中脘、足三里。
- **盗汗：** 配阴郄。

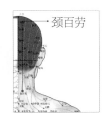

子宫

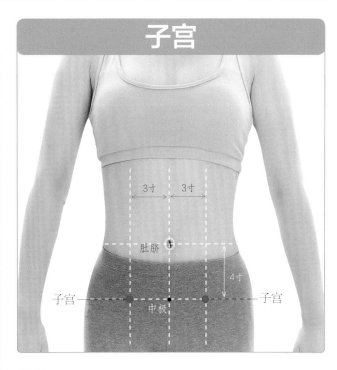

取穴位置　仰卧位，在下腹部，当脐中下4寸，中极旁开3寸。

主治　①子宫脱垂、月经不调、痛经、崩漏、不孕。②腰痛、疝气。

🌿 配伍治病

- **慢性盆腔炎：** 配关元、血海、阴陵泉。

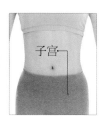

定喘 夹脊 胃脘下俞

定喘位于背部，因有平定哮喘发作的作用而得名。夹脊位于脊柱两侧，宛若从两旁将脊柱夹于中间，故名。胃脘下俞位于肋弓以下之腹上部，因能治疗胃脘部疾病而得名。

定喘 夹脊

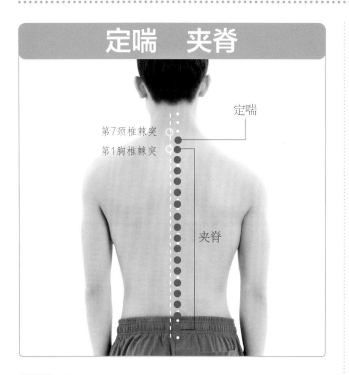

第7颈椎棘突
第1胸椎棘突
定喘
夹脊

胃脘下俞

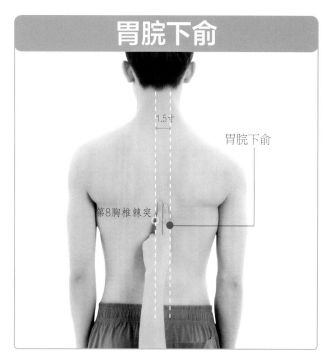

1.5寸
第8胸椎棘突
胃脘下俞

取穴位置

定喘
俯伏或卧位，在背部，第7颈椎棘突下，旁开0.5寸。

夹脊
俯伏或伏卧位，在背腰部，当第1胸椎至第5腰椎棘突下两侧，后正中线旁开0.5寸，一侧17个穴位，左右共34个穴位。

主治

定喘
①哮喘。②落枕、肩背痛。

夹脊
①胸1~5夹脊：心肺胸及上肢疾病。②胸6~12夹脊：胃肠疾病、脾肝胆疾病。③腰1~5夹脊：腰、骶、小腹及下肢疾病。

取穴位置

俯伏或卧位，在背部，当第8胸椎棘突下，旁开1.5寸。

主治

①胃痛、腹痛、胸胁痛。②消渴、胰腺炎。

  配伍治病

◇ **糖尿病**：配足三里。

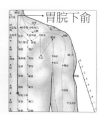

胃脘下俞

痞根　下极俞

"痞"指痞块，腹内肿大的器官，如肝肿大、脾肿大，泛称痞块。此穴治疗肝脾肿大，有如截断痞块根部的作用，故名痞根。下极俞在第3腰椎棘突下，俯卧时位于最低洼处，故名。

痞根

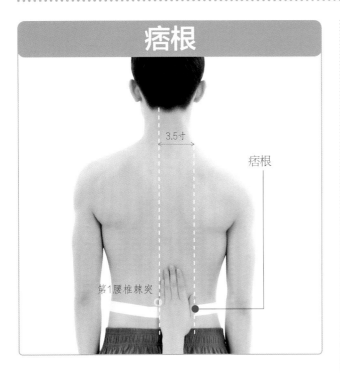

3.5寸

痞根

第1腰椎棘突

 取穴位置　在腰部，当第1腰椎棘突下，旁开3.5寸。

主治　①腰痛。②腰中痞块、肝脾肿大、疝痛、反胃。

治病歌诀
灸痞根穴歌
——《医宗金鉴》

十二椎下痞根穴，各关三寸零五分，
二穴左右灸七壮，难消痞块可除根。

下极俞

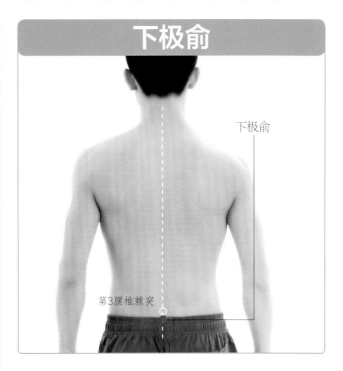

下极俞

第3腰椎棘突

取穴位置　俯卧位，在腰部，当后正中线上，第3腰椎棘突下。

主治　①腰痛。②腹痛、腹泻、小便不利、遗尿。

配伍治病

◇ **尿路结石**：针灸下极俞。

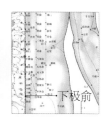

下极俞

腰宜　腰眼

"腰"指腰部，"宜"为适宜，腰宜在腰部，为治腰部病症常用穴，故名。腰眼位于腰宜旁0.5寸，在腰部脊柱与髂后上棘构成的凹陷处，此处为腰部的薄弱点，故名。

腰宜

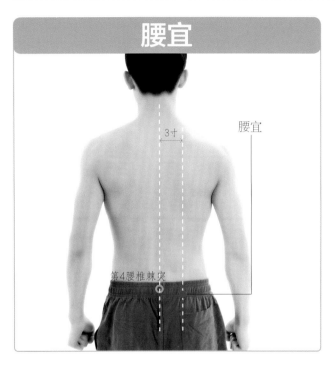

 取穴位置　在腰部，当第4腰椎棘突下，旁开3寸。

主治　①腰挫伤、腰腿痛。②泌尿及生殖系统疾病。

🖐 配伍治病

◦ **急性腰扭伤：**配殷门或委中。

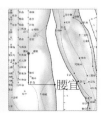

腰眼

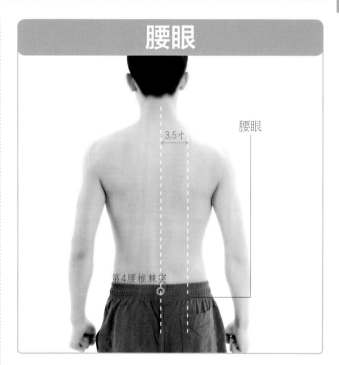

取穴位置　俯卧位，在腰部，位于第4腰椎棘突下，旁开约3.5寸凹陷中。

主治　①腰痛。②尿频、遗尿、月经不调、带下。③虚劳羸瘦。

🖐 配伍治病

◦ **腰脊痛：**配中枢、命门、阳陵泉、后溪。

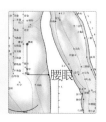

十七椎　腰奇

中医学称第1胸椎为一椎，以此下推，第5腰椎为十七椎，此穴在其棘突下，故名十七椎。腰奇位于腰部最下方，因对便秘、头痛、癫痫等疾病疗效奇特，故名。

十七椎

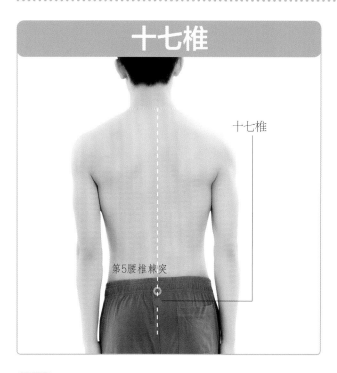

取穴位置 俯卧位，在腰骶部，当后正中线上，第5腰椎棘突下。

主治 ①腰骶痛。②痛经、崩漏、月经不调、遗尿。

🦋 配伍治病
◇ **腰骶痛：** 配秩边、关元俞。

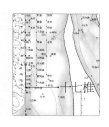

腰奇

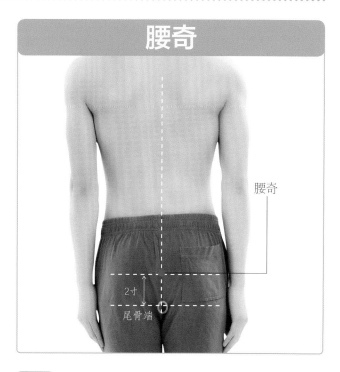

取穴位置 在骶部，当尾骨端直上2寸，骶角之间凹陷中。

主治 ①癫痫、头痛、失眠。②便秘。

🦋 配伍治病
◇ **癫痫：** 配间使、丰隆、百会、外丘。

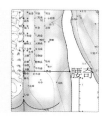

二白　中泉

二白外侧靠近手太阴肺经，肺色为白，且穴有两处，故名。中泉中的"泉"为泉眼，在此指体表凹陷处，穴位于腕背中央，内有凹陷，故名。

二白

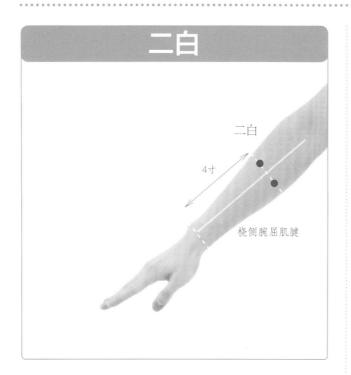

二白

4寸

桡侧腕屈肌腱

取穴位置　伸腕仰掌，在前臂掌侧，腕横纹上4寸，桡侧腕屈肌腱的两侧，一侧2个穴位，左右共4个穴位。

主治　①前臂痛、胸胁痛。②脱肛、痔疮。

 配伍治病

◇ **痔疮：**配大肠俞。

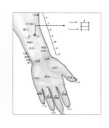

二白

中泉

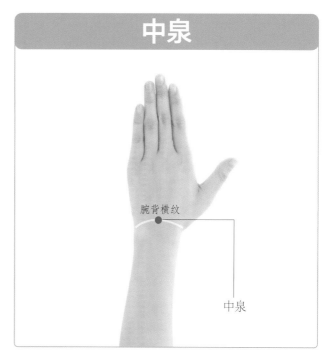

腕背横纹

中泉

取穴位置　俯掌，在腕背侧横纹中，当指总伸肌腱桡侧的凹陷处。

主治　①胸闷、咳嗽、气喘、心痛。②胃脘疼痛。

 配伍治病

◇ **毒蛇咬伤：**艾灸中泉。

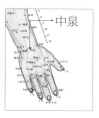

中泉

中魁 大骨空

中魁中的"魁"意指为首者，位于手中指第1指间关节突出处，故名。大骨空位于大拇指两指骨之间的关节空隙处，故名。

中魁

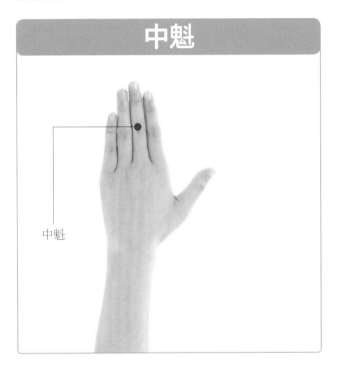

中魁

 取穴位置 掌心向下，在中指背侧近侧指间关节的中点处。

 主治 ①牙痛、鼻出血。②噎膈、反胃、呕吐、食欲不振、呃逆。

🌿 **配伍治病**

◊ **反胃、呃逆**：于中魁施用麦粒灸。

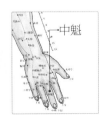

大骨空

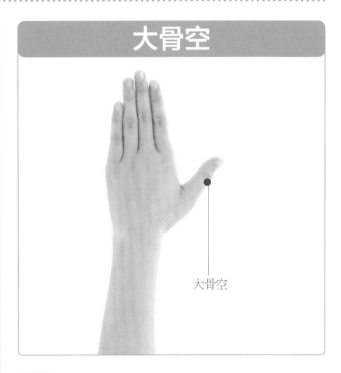

大骨空

 取穴位置 掌心向下，在大拇指背侧指间关节的中点处。

 主治 ①目痛、目翳、白内障。②吐泻、衄血。

🌿 **配伍治病**

◊ **目翳**：配小骨空、光明、太阳。

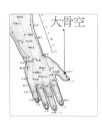

小骨空　腰痛点

小骨空位于小手指近侧两指骨之间的关节空隙处，与大骨空对应，故名。腰痛点位于手背部位，因专治腰痛而得名。

小骨空

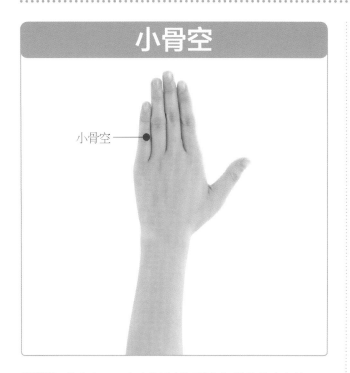

小骨空

 取穴位置　掌心向下，在小指背侧近端指间关节的中点处。

主治　①目赤肿痛、目翳、咽喉肿痛。②手指关节痛。

🌿 **配伍治病**

◇ **目赤肿痛：**配后溪、攒竹、合谷、头临泣。

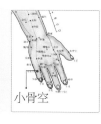

小骨空

腰痛点

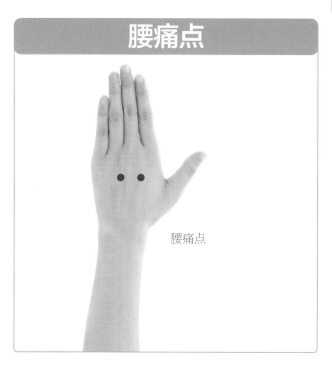

腰痛点

 取穴位置　俯掌，在手背侧，当第2、第3掌骨间及第4、第5掌骨之间，腕横纹与掌指关节中点处，一侧2穴，左右共4穴。

主治　①急性腰扭伤、手背红肿疼痛。②头痛、痰壅气促、小儿惊风。

🌿 **按摩治病**

◇ **按摩腰痛点缓解腰痛之症：**以一手大拇指顺掌骨间隙移动性按压腰痛点，边按压边左右旋转晃动腰部，每天1~2次。

外劳宫 八邪

外劳宫，又叫"落枕穴"，位于手背部，与手厥阴心包经经穴劳宫相对，故名。八邪位于手背侧，分布于左右手共8处，治疗因受邪气所致的病症，故名。

外劳宫

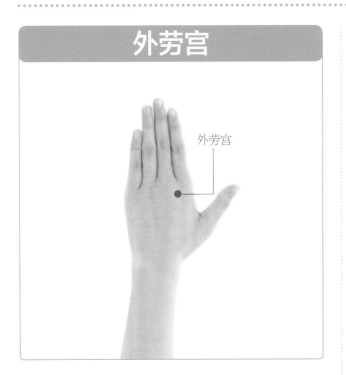

外劳宫

取穴位置 俯掌，在手背侧，当第2、第3掌骨之间，掌指关节后0.5寸。

主治 ①落枕、偏头痛。②手指屈伸不利、手指麻木、手背红肿、肩周炎。

 配伍治病

- **头痛：** 配中渚。
- **肩周炎：** 配后溪、肩部穴位。

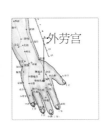

外劳宫

八邪

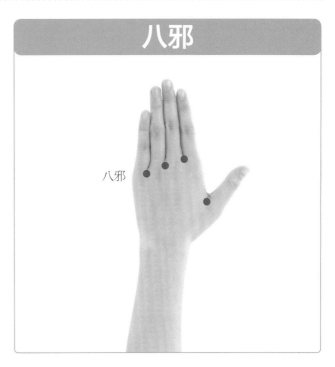

八邪

取穴位置 微握拳，在手背侧，第1至第5指间，指蹼缘后方赤白肉际处。

主治 ①头项疼痛、烦热、目痛。②手指麻木、手指拘挛、手背红肿、毒蛇咬伤。

配伍治病

- **手指麻木、疼痛：** 配三间、大陵或后溪。

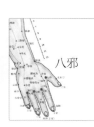

八邪

百虫窝　内膝眼

"百"指数字，"虫"泛指各种虫毒邪气，此穴可治疗各种类的虫症以及毒邪所致病症，针刺如直捣病巢，故名百虫窝。内膝眼位于膝关节处髌骨下方两侧凹陷处内侧，因形如眼窝而得名。

百虫窝

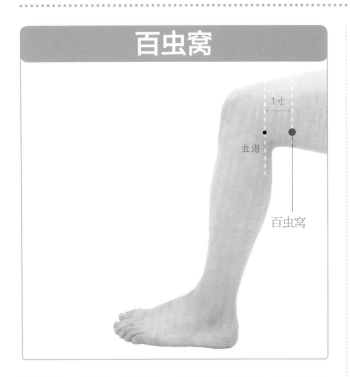

取穴位置 正坐屈膝或仰卧位，在大腿内侧，髌底内侧端上3寸，即血海上1寸。

主治 ①蛔虫病。②风疹、皮肤瘙痒、湿疹。

🌿 配伍治病
◇ **胆道虫症：** 配大横、阳陵泉。

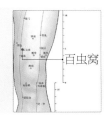

内膝眼

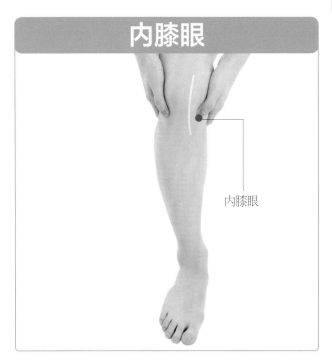

取穴位置 屈膝，在髌韧带内侧凹陷处。

主治 膝部肿痛、下肢运动障碍、膝关节扭伤。

🌿 配伍治病
◇ **青少年膝关节扭伤：** 配犊鼻、阳陵泉、足三里、阴陵泉、血海，每次选4~6个穴位。

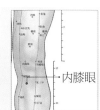

膝眼　胆囊

膝眼，位于膝关节处髌骨下两侧有凹陷部，因此处形如眼窝而故名膝眼，在内侧即为内膝眼，在外侧为外膝眼，即足阳明胃经的犊鼻。胆囊位于小腿外侧，因有诊断和治疗胆囊疾病的作用而得名。

膝眼

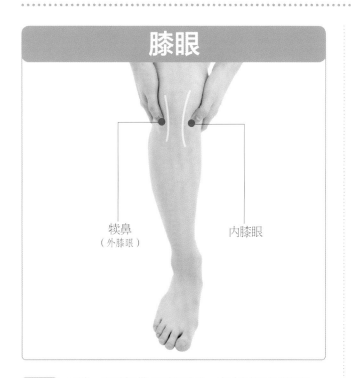

犊鼻
（外膝眼）

内膝眼

取穴位置 屈膝，在髌韧带两侧凹陷处，在内侧的称内膝眼，在外侧的称外膝眼（即犊鼻）。

主治 膝关节肿痛、脚气、腿痛、鹤膝风。

🍃 配伍治病
◇ **痛经：** 针刺膝眼、三阴交。

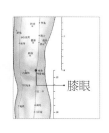

膝眼

胆囊

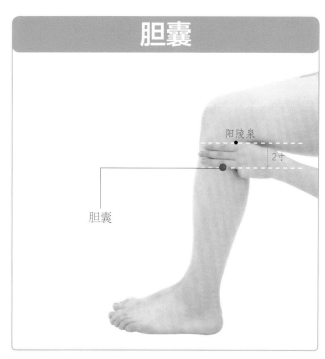

阳陵泉

2寸

胆囊

取穴位置 正坐或侧卧位，在小腿外侧上部，当腓骨小头前下方凹陷处（阳陵泉）直下2寸。

主治 ①急、慢性胆囊炎，胆石症，胆道蛔虫症。②胁痛、下肢痿痹。

🍃 配伍治病
◇ **胆囊炎：** 配内关、丘墟。
◇ **急性胆道疾病：** 配阳陵泉、期门。

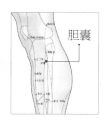

胆囊

阑尾　内踝尖

阑尾位于小腿下部，因有诊断和治疗阑尾炎的作用而得名。内踝尖位于足内侧面，足踝关节内侧之凸起处，故名。

阑尾

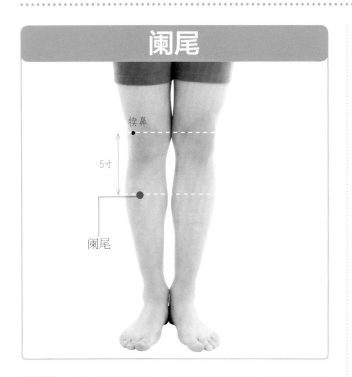

取穴位置 正坐或仰卧屈膝，在小腿外侧上部，当犊鼻下5寸，胫骨前缘旁开1横指。

主治 ①急、慢性阑尾炎。②消化不良、胃炎、胃脘疼痛。③下肢痿痹。

 配伍治病

🔹 **肠痛：** 配上巨虚、天枢、地机。

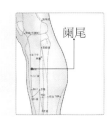

内踝尖

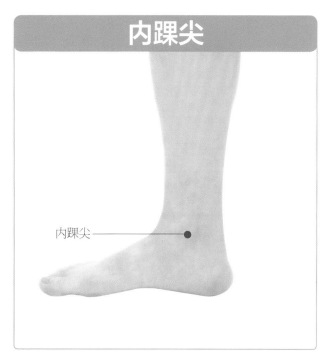

取穴位置 正坐位或仰卧位，在足内侧面，内踝的凸起处。

主治 ①乳蛾、牙痛。②小儿不语、霍乱转筋。

 配伍治病

🔹 此穴禁针刺，可灸。

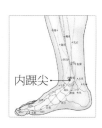

外踝尖　八风

外踝尖，与内踝尖相对，位于足外侧面，足踝关节外侧之凸起处，故名。八风位于足背侧第1到第5趾间，双脚共8处，主治足疾。

外踝尖

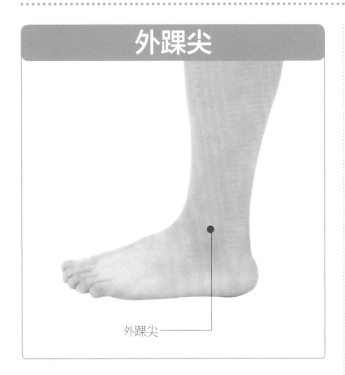

外踝尖

 取穴位置 正坐位或仰卧位，在足外侧面，外踝的凸起处。

 主治 ①十趾拘急、脚外廉转筋、脚气。②牙痛、重舌。

🌿 **配伍治病**

◇ **牙痛：** 配内踝尖。

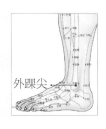

外踝尖

八风

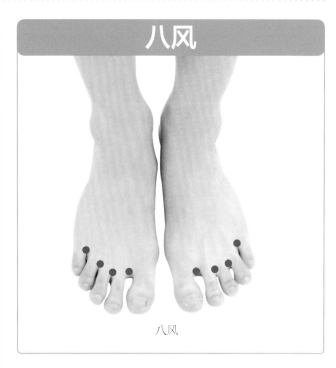

八风

 取穴位置 正坐或仰卧位，在足背侧，第1至5趾间，趾蹼缘后方赤白肉际处，一侧4穴，左右共8个穴位。

 主治 脚气、趾痛、足背肿痛、毒蛇咬伤、下肢痿痹。

🌿 **配伍治病**

◇ **胆末梢神经炎：** 配八邪。
◇ **下肢痹证：** 配解溪、足三里。

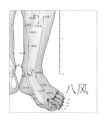

八风

独阴　气端

中医学上将"下"看作"阴"，此穴位于足趾下方，且足趾下面仅此一穴，故名独阴。气端位于足十趾尖端，由于此处为脉气所出之所，故名。

独阴

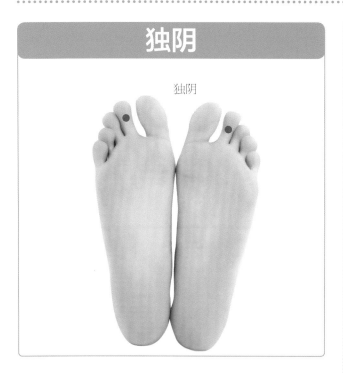

独阴

取穴位置 仰卧位，在足第2趾的跖侧远侧趾间关节的中点。

主治 ①胸胁痛、胃痛、呕吐、卒心痛。②胞衣不下、月经不调、疝气。

 配伍治病

◇**卒心痛：**配然谷、上脘、气海、涌泉、间使、支沟、足三里、大敦。

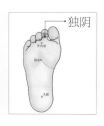

气端

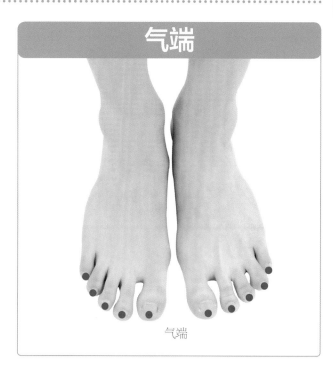

气端

取穴位置 正坐或仰卧位，在足十趾尖端，距趾甲游离缘0.1寸（指寸），左右共10个穴位。

主治 ①足趾麻木、脚背红肿疼痛。②麦粒肿、中风急救、卒中。

 配伍治病

◇气端可用于急救。

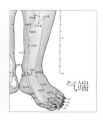

气端

图书在版编目（CIP）数据

零基础学会快速取穴 / 陈飞松 , 温玉波主编 . -- 南
京 : 江苏凤凰科学技术出版社 , 2019.6
ISBN 978-7-5713-0214-6

Ⅰ . ①零… Ⅱ . ①陈… ②温… Ⅲ . ①选穴 Ⅳ .
①R224.2

中国版本图书馆 CIP 数据核字 (2019) 第 057231 号

零基础学会快速取穴

主　　　编	陈飞松　　温玉波
责 任 编 辑	樊　明　　陈　艺
责 任 校 对	郝慧华
责 任 监 制	曹叶平　　方　晨

出 版 发 行	江苏凤凰科学技术出版社
出版社地址	南京市湖南路 1 号 A 楼，邮编：210009
出版社网址	http://www.pspress.cn
印　　　刷	天津旭丰源印刷有限公司

开　　　本	718mm × 1000mm　1/12
印　　　张	16
插　　　页	1
版　　　次	2019年6月第1版
印　　　次	2019年6月第1次印刷

标 准 书 号	ISBN 978-7-5713-0214-6
定　　　价	45.00元